国家级职业教育规划教材
对接世界技能大赛技术标准创新系列教材
全国职业院校健康与社会照护专业教材

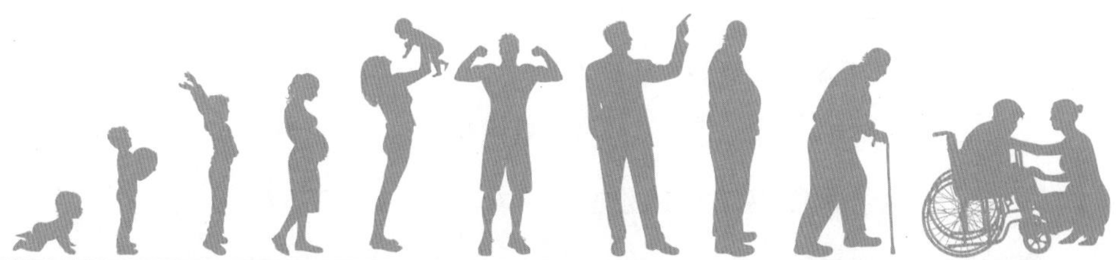

HEALTH AND SOCIAL CARE

周嫣 主编

# 健康与社会照护职业认知

中国劳动社会保障出版社

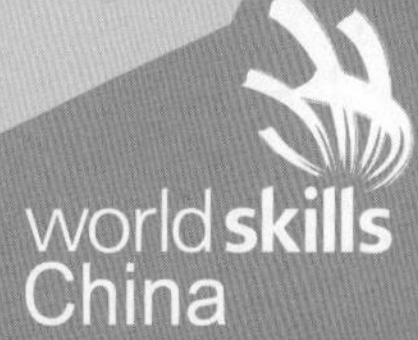

**图书在版编目（CIP）数据**

健康与社会照护职业认知 / 周嫣主编 . -- 北京：中国劳动社会保障出版社，2022
全国职业院校健康与社会照护专业教材
ISBN 978-7-5167-4914-2

Ⅰ. ①健… Ⅱ. ①周… Ⅲ. ①护理学 – 职业教育 – 教材 Ⅳ. ①R47

中国版本图书馆 CIP 数据核字（2021）第 277376 号

**中国劳动社会保障出版社出版发行**
（北京市惠新东街 1 号　邮政编码：100029）
*
北京市艺辉印刷有限公司印刷装订　新华书店经销
787 毫米 × 1092 毫米　16 开本　11.25 印张　181 千字
2022 年 2 月第 1 版　2023 年 8 月第 2 次印刷
**定价：34.00 元**

营销中心电话：400-606-6496
出版社网址：http://www.class.com.cn
http://jg.class.com.cn

## 对接世界技能大赛技术标准创新系列教材

### 编审委员会

主　任：刘　康

副主任：张　斌　王晓君　刘新昌　冯　政

委　员：王　飞　翟　涛　杨　奕　张　伟　赵庆鹏
　　　　姜华平　杜庚星　王鸿飞

### 健康与社会照护专业课程改革工作小组

课改校：山东医药技师学院
　　　　河南医药技师学院
　　　　杭州第一技师学院
　　　　广州市轻工技师学院
　　　　重庆市卫生高级技工学校

技术指导：周　嫣

编　辑：杨绘春

### 本书编审人员

主　编：周　嫣

副主编：谢　晖　张亚丽　梅建国

参　编：陈荣凤　郭秀英　左凤林　栾丽娜　邓兴琴
　　　　杨　荣　宋　冉　张小霞　叶军妹

主　审：唐红梅　刘则杨

# 序

世界技能大赛由世界技能组织每两年举办一届，是迄今全球地位最高、规模最大、影响力最广的职业技能竞赛，被誉为“世界技能奥林匹克”。我国于2010年加入世界技能组织，先后参加了五届世界技能大赛，累计取得36金、29银、20铜和58个优胜奖的优异成绩。第46届世界技能大赛将在我国上海举办。2019年9月，习近平总书记对我国选手在第45届世界技能大赛上取得佳绩作出重要指示，并强调，劳动者素质对一个国家、一个民族发展至关重要。技术工人队伍是支撑中国制造、中国创造的重要基础，对推动经济高质量发展具有重要作用。要健全技能人才培养、使用、评价、激励制度，大力发展技工教育，大规模开展职业技能培训，加快培养大批高素质劳动者和技术技能人才。要在全社会弘扬精益求精的工匠精神，激励广大青年走技能成才、技能报国之路。

为充分借鉴世界技能大赛先进理念、技术标准和评价体系，突出“高、精、尖、缺”导向，促进技工教育与世界先进标准接轨，完善我国技能人才培养模式，全面提升技能人才培养质量，人力资源社会保障部于2019年4月启动了世界技能大赛成果转化工作。根据成果转化工作方案，成立了由世界技能大赛中国集训基地、一体化课改学校，以及竞赛项目中国技术指导专家、企业专家、出版集团资深编辑组成的对接世界技能大赛技术标准深化专业课程改革工作小组，按照创新开发新专业、升级改造传统专业、深化一体化专业课程改革三种对接转化原则，以专业培养目标对接职业描述、专业课程对接世界技能标准、课程考核与评价对接评分方案等多种操作模式和路径，同时融入健康与安全、绿色与环保及可持续发展理念，开发与世界技能大赛项目对接的专业人才培养方案、教材及配套教学资源。首批对接 19 个世界技能大赛项目共 12 个专业的成果将于 2020—2021 年陆续出版，主要用于技工院校日常专业教学工作中，充分发挥世界技能大赛成果转化对技工院校技能人才的引领示范作用。在总结经验及调研的基础上选择新的对接项目，陆续启动第二批等世界技能大赛成果转化工作。

希望全国技工院校将对接世界技能大赛技术标准创新系列教材，作为深化专业课程建设、创新人才培养模式、提高人才培养质量的重要抓手，进一步推动教学改革，坚持高端引领，促进内涵发展，提升办学质量，为加快培养高水平的技能人才作出新的更大贡献！

2020 年 11 月

# 前　言

我国卫生健康事业自改革开放以来获得了长足发展，但照护体系特别是长期照护体系的建设还处于起步阶段，从业人员结构不完整，缺乏提供非侵入性护理和康复服务的高素质人才，健康服务供给总体不足与需求不断增长之间的矛盾依然突出。

为此，2016 年国务院印发《“健康中国 2030”规划纲要》，明确提出，到 2020 年，健康服务业总规模超过八万亿元，到 2030 年达十六万亿元；党的十九大将“实施健康中国战略”纳入国家整体发展战略统筹推进，提出“提供全方位全周期健康服务”；2019 年国务院印发《关于实施健康中国行动的意见》，强调要“加强公共卫生体系建设和人才培养”。按照党中央的要求，人力资源社会保障部围绕“实施健康中国战略”进行了一系列部署，发布了“健康照护师”新职业，《全国技工院校专业目录》增补了“健康与社会照护专业”，出台了《康养职业技能培训计划》。这一系列举措的最终目的是：培养造就大批高素质健康与社会照护职业人才，解决我国“一老一小”健康照护的痛点难题；降低慢性病患者、老年人住院频率，缓解医疗资源紧张的现状；充分满足人民群众日益增长的美好生活需求，增强人民群众的幸福感、获得感。

为贯彻落实中央精神和国家政策，满足社会发展和职业教育不断发展的需要，人力资源社会保障部教材办公室组织世界技能大赛中国技术指导专家、行业企业专家、教学专家等，以世界技能大赛健康和社会照护项目技术文件、健康照护师职业任务、学生毕业后从事岗位的能力需求等为依据，开发了全国职业院校健康与社会照护专业教材。

本套教材着重培养学生的基础能力、照护能力、康复保健能力和管理协调能力，重视人文关怀和心理疏导，强调教材内容的针对性和实用性，做到学为所用、用以促学、学用结合。在教材内容的组织上，部分采用了任务驱动教学法的编写思路，结合具体实例，讲解完成任务所需要的相关知识，介绍完成任务的步骤和注意事项，以引导学生运用所学知识分析和解决实际问题。在教材的表现形式上，注重图片、表格及色彩的运用，增强教材的趣味性和可读性。在教材编写的同时，开发了与教材配套的电子课件。电子课件可登录中国技工教育网（http://jg.class.com.cn），搜索相应的书目，在相关资源中下载。部分教材使用了二维码技术，针对教材中的教学重点和难点制作了演示视频，学生使用移动终端扫描二维码即可在线观看相应内容。

本套教材的编写得到了有关学校的大力支持，教材编审人员做了大量的工作，在此我们表示衷心的感谢！同时，恳切希望广大读者对教材提出宝贵的意见和建议。

人力资源社会保障部教材办公室

# 编者语

“健康与社会照护”（Health and Social Care，简称 HSC）这个名称对你来说可能有些陌生，这是通过世界技能大赛引入我国的一项技能比赛项目，也是欧美国家通行的一个技能名称。那么，什么是健康与社会照护呢？

总的来说，健康与社会照护既是一门科学，也是一种技能，更是一门艺术。

从科学的角度分析，健康与社会照护是以自然科学和社会科学为基础，针对人类健康在生理、心理、社会、文化、精神等各个方面的需求，探讨如何在各种需要照护的场景中，包括医院、家庭、养老机构、护理院、日间照护中心等场所，提供预防保健、疾病护理、康复促进和心理、社会支持的综合应用学科。

从技能的角度分析，健康与社会照护是运用已有的知识和经验，经过学习和模仿而达到“会做”某事或“能够”完成某项照护工作的水平，从而形成的智力活动和行为方式。在面对“人”的健康和社会需求时，照护活动是复杂的，需要综合操作技能和心智技能，而高水平的技能是人们进行创造性活动的重要条件。

从艺术的角度分析，健康与社会照护也是一门涉及如何在真实场景中与照护对象互动并实施各种照护行为的艺术。在不同的照护场景下，健康与社会照护从业者借助一些专业的方法或媒介，通过塑造形象、构建关系、加强沟通、实施干预、传递关爱、提供信息，来促进和满足照护对象在健康与社会层面的需求。因此，可以说健康与社会照护也是一种反映现实、寄托情感的文化历程。

在本书中，我们将结合这几年参加世界技能大赛健康与社会照护项目的经验和在教学及培训中的探索，介绍健康与社会照护的主要内容，帮助大家了解、学习并不断提升这一技能，为未来参与健康与社会照护工作奠定基础。

# 目　录

## 第 4 课 我国为什么要推动健康与社会照护职业技能的发展?



## 第 5 课 健康与社会照护在我国的发展前景如何?

# 第 1 课

# 什么是健康与社会照护？

健康与社会照护的出现为提高全民健康水平提供了机遇。本节课将通过不同维度的分析，对健康与社会照护的内涵进行深层次解读，帮助大家了解健康与社会照护这一技能的概念，以及国内外健康与社会照护的体系。

# 第1讲 健康与社会照护的概念及解读

在这一讲中，我们将从健康与社会照护的来源、广义和狭义的概念及特点，来回答什么是健康与社会照护。

## 一、健康与社会照护的来源

健康与社会照护来源于英文“Health and Social Care”。健康不仅是没有疾病或不虚弱，而且是身体的、心理的健康和社会适应的完美状态。健康与社会照护是一个宽泛的概念，包含了传统意义的医疗、护理、照顾等含义，所有和健康有关的工作、场所和相关工作人员及其相关的专业或职业活动均包括在内。

作为一个专业和职业，健康与社会照护在西方很多国家起源较早，现阶段发展比较成熟。健康与社会照护的名称最早来源于英国，英国的健康相关领域将在健康相关机构工作的人员称为 Health Care Assistants/Workers（HCWs），即健康助理员，而将在专门机构之外的社会、社区中提供健康相关照护的人员称为 Social Workers（SWs），即社会工作者。健康与社会照护从业者也与多学科专业人员形成立体网络合作关系，共同满足人们在健康与社会照护领域的需求。

## 二、健康与社会照护的概念

作为一个特定的概念，健康与社会照护有广义和狭义之分。

### 1. 健康与社会照护的广义概念

照护、被照护、提供照护是人类得以生存、维持和发展的基本需要，照护的精神和行为已经根植于我们的历史中。不同个体和群体的照护需要各不相同。比如，每个人对于“疼痛”的感受和理解不同，能够接受的干预措施和反馈也不一样。再比如，高热的儿童和长期遭受慢性病折磨的老年人，其健康需要和照护方式完全不同。根据不同的生命发展周期为不同的人在不同的场合提供针对性的帮助，是健康与社会照护发展的基础。

广义的健康与社会照护是指为个人、家庭和群体提供预防保健、疾病防治、康复护理、社会支持等服务，旨在提高照护对象生活质量的活动。现阶段，健康与社会照护的内涵主要由疾病预防和健康促进、医疗诊断和治疗服务、生活照料、心理和精神慰藉、家庭劳务服务等构成。

现举例说明在不同情况下开展的健康与社会照护服务。

在医院，医务人员通过评估患者病情，提供诊疗、护理等服务来满足患者的生理、心理和社会需求，帮助其恢复健康、促进健康（图 1–1）。

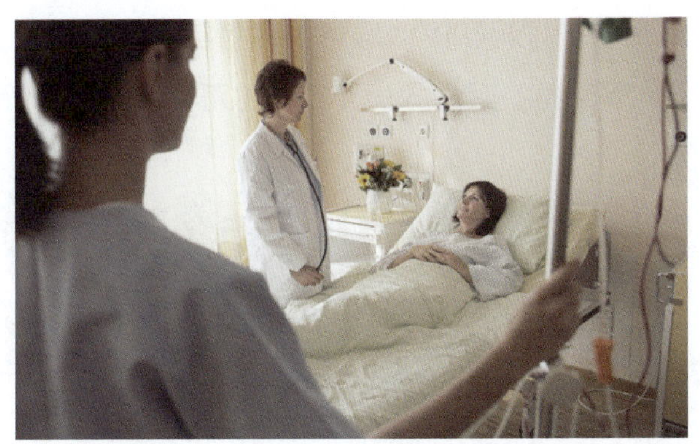

图 1–1 医院中的健康与社会照护

在社区，工作人员通过整合政府、社区委员会、学校、邻里、志愿者等正式和非正式的社会照护网络，为社区居民提供疾病预防、康复锻炼、安全教育、心理疏导等服务，提高居民的生活质量（图 1–2）。

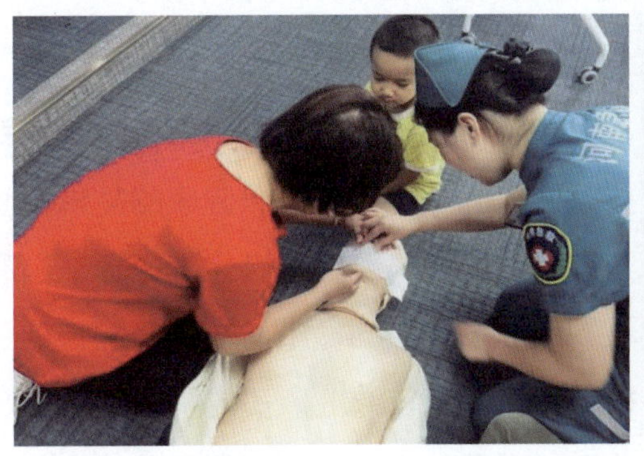

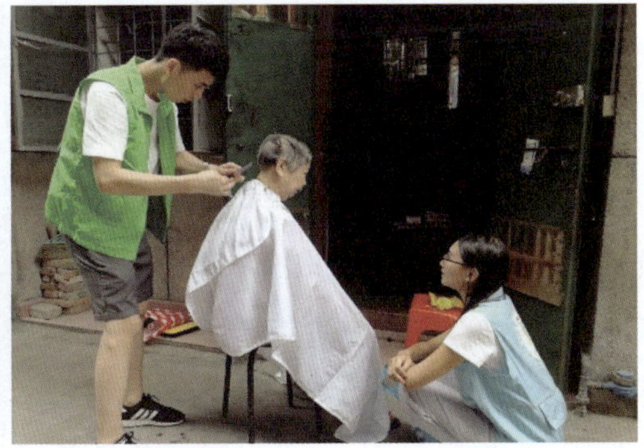

图 1–2 社区中的健康与社会照护

在照护机构，护理员为慢性病患者、姑息诊疗患者和其他需要照护服务的人员提供康复促进、医疗护理、临终关怀等服务（图 1–3）。

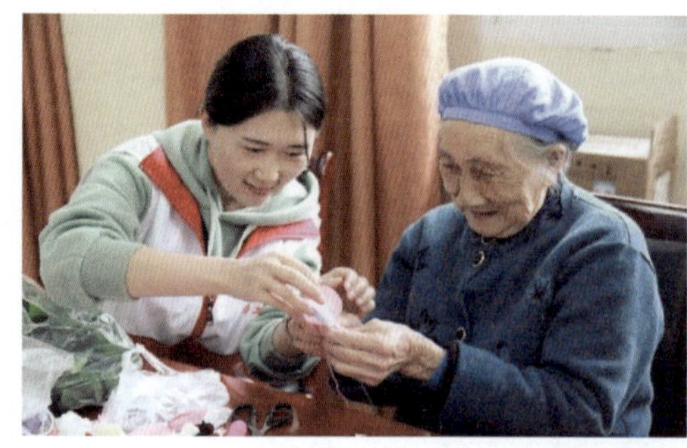
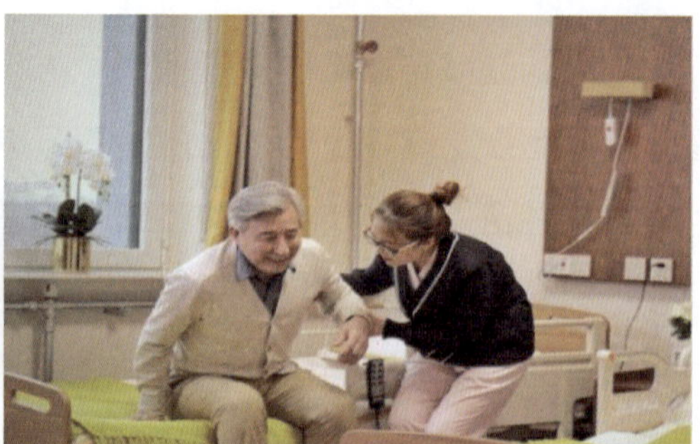

图 1–3　照护机构中的健康与社会照护

在家庭，专业人员、护理员和家政服务员为老年人、残疾人、精神障碍者和婴幼儿提供生活照料、助餐助行、紧急救援、精神慰藉、保育看护等服务（图 1–4）。

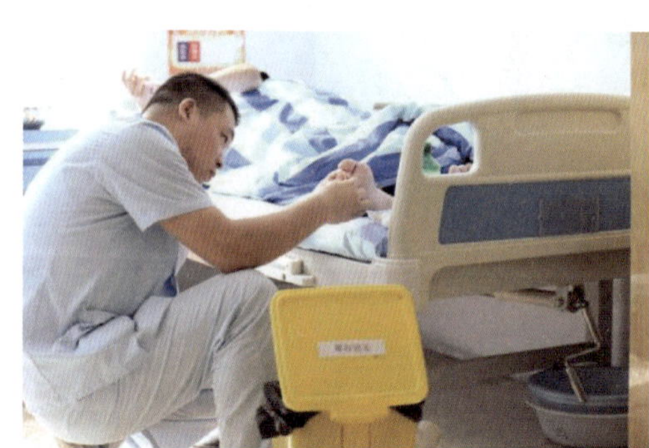
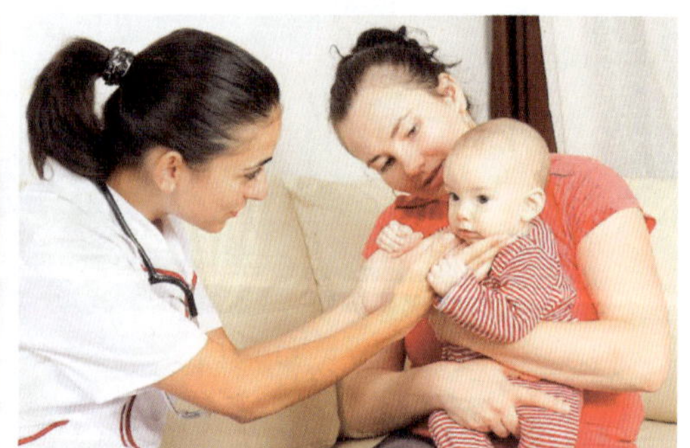

图 1–4　家庭中的健康与社会照护

这些，都是健康与社会照护服务在不同场所的体现方式。随着经济与社会的发展和人们需求的增加，健康与社会照护的内涵还会得到不断的补充和丰富。

### 2. 健康与社会照护的狭义概念

具体来说，狭义的健康与社会照护是指一种特定的与健康相关的服务活动，即具备这一技能的特定人员在医疗卫生专业技术人员的指导下，按照健康的需求和原则，直接与照护对象接触，履行其职责，为照护对象提供照护，满足其生理、心理和社会相关的需求，并使照护对象获得健康的活动。狭义的健康与社会照护特指在立体的健康或医疗卫生体系中，在医生、护士、康复师等专业人员的指导下，特定层级的从业者不以实物形式而以提供劳动的形式满足他人健康需要的服务，如在家庭、医院、社区、养老机构等场所，为老年人、孕产妇、婴幼儿、病患者和残障人士提供疾病和健康相关的照护活动，满足各类人群生活照料、诊疗辅助、心理疏导、社会支持、健康促进等方面的需要。

在不同的国家和不同的场所，这一层级的从业者有不同的名称。例如，在新加坡的医疗机构，这一层级的从业者被称为登记护士或者护士助理；在美国，这一领域的工作人员被命名为“直接照顾者”（Direct Care Workers，简称 DCWs）。在我国的医疗机构，他们的名称是“医疗护理员”；在养老机构，他们的名称是“养老护理员”；在母婴照护机构，他们的名称是“育婴师”或者“月嫂”；在国家最新公布的职业名称中，这一新职业被称为“健康照护师”。

在我国现阶段，健康与社会照护的从业者专指经过培训的特定群体，他们能够在专业护士的指导下工作，提供具备相应职业标准的照护服务，并与其他各个专业的健康保健领域专业人员（如医生、药师、治疗师、社工、公共卫生专业人员等）协作，直接服务于照护对象，时时守护在照护对象身旁，从事非创伤性、非高风险、非特殊证书或规定许可的服务项目，覆盖整个生命周期与健康相关的照护活动，共同促进照护对象的生理、心理和社会健康，帮助照护对象获得高质量生活。

世界技能大赛“健康与社会照护项目”在技术描述中明确提出，健康与社会照护项目是指为照护对象提供帮助，促进其身体和心理健康，以及在社会群体中个人身心成长和发展的竞赛项目。图 1–5 为第 45 届世界技能大赛健康与社会照护项目的比赛场景。健康与社会照护从业者要从生理、心理、社会、文化等方面对照护对象进行评估，识别照护对象现存的和潜在的健康问题，并提供职业允许范围内的照护，同时关注照护对象的反馈和体验。在人与人的互动中，营造重视同情、尊严和最高质量关怀的文化氛围，是健康与社会照护的独特之处。

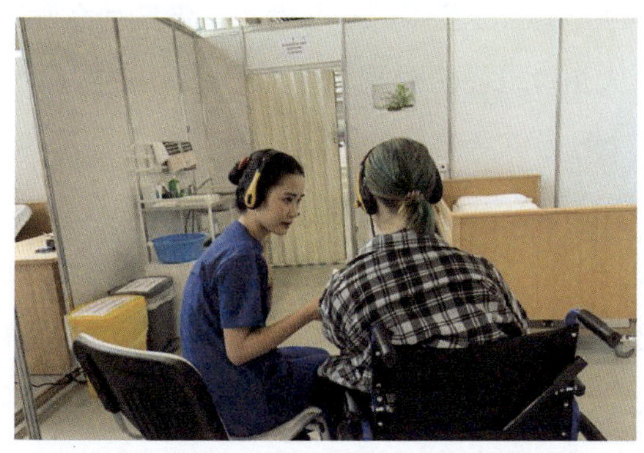

图 1–5 第 45 届世界技能大赛健康与社会照护项目比赛场景

世界技能大赛对于健康与社会照护从业者的职业技能要求包括构建良好互信的合作关系，全面评估、计划、实施健康照护措施和照护效果评价等照护程序，强调以大量科学的实证为指南，采取各种创新及有效的措施，并实施沟通和教育，达到预防身心疾病、帮助康复、实现高质量生活的目的。

## 三、健康与社会照护的特点

### 1. 对从业者的要求

从业者是经过培训的专业人员，他们需要掌握从事健康与社会照护所需的知识和技能，并能够与其他健康保健领域专业人员协同工作。

例如，王奶奶，85 岁，患高血压 40 年，半年前脑梗死复发，导致左侧肢体麻木、无力，在家人协助下能行走。她近期记忆力明显下降，经常忘记东西放在哪里，说话发音不清楚，常常用点头、摇头等动作表达意愿。

在这个案例中，多团队合作的人员会共同参与对王奶奶的照护：

✧ 医生会根据病情给予相应药物，减轻或延缓其病情的发展。

✧ 康复师会为王奶奶制定康复方案，并对其进行言语和肢体的康复训练。

✧ 社区工作者会为王奶奶建立重点人群档案，为她及家人提供支持资源。

✧ 护士会根据评估结果制订护理计划，实施病情危重情况下的监护或高风险的专业干预措施（如静脉输液），并指导照护者的工作。

✧ 家政服务人员或保姆则侧重于满足王奶奶家庭环境清洁和整理、日常饮食的烹煮，以及在健康状态下对王奶奶的陪伴和看护等工作。

那么，该案例中的健康与社会照护从业者应该做些什么呢?

健康与社会照护从业者是最长时间陪伴和最密切接触王奶奶的专业人员，他们可以在医院、家庭、社区提供全方位的连续的照护，包括从专业角度协助王奶奶的日常生活（如摆放体位、改善生活自理能力等），指导她按照医嘱服药，监督她执行日常康复方案，并通过观察王奶奶的生理和心理变化提供必要的家庭和社会支持，及时评估效果和发现问题，采取允许范畴内的有效的、个性化的干预，同时将结果和进展反馈给医务人员和家属等。随着职业等级的不断提升，照护者可以采取的照护措施也越来越丰富，可以更充分地体现健康与社会照护技能的专业水平，未经培训的非专业人员是无法完成这些工作的。

## 2. 服务的对象

健康与社会照护服务的对象包括所有的人群和生命发展周期的各个阶段（图 1–6）。健康与社会照护为需要帮助的个体、家庭和群体服务，照护过程中贯穿预防、治疗和恢复、康复的整体理念。

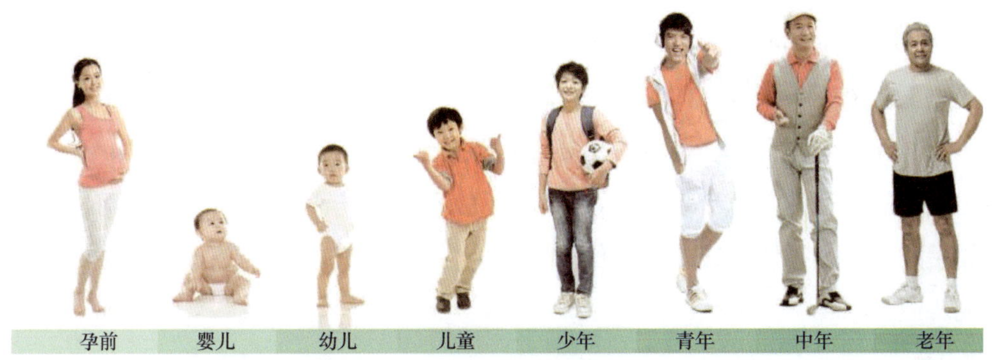


图 1–6 生命发展周期的各个阶段

例如，婴儿期主要的发展任务是满足生理需要，产生信任感。健康与社会照护从业者就需要协助、指导母亲进行正确的母乳喂养，及时添加辅食，帮助婴儿沐浴、更换纸尿裤（尿布）、抚触、进行动作训练等，促进婴儿成长发育。

遭受疾病折磨的患者可能最需要解决的是疾病相关症状的评估和观察，常用药物或者其他治疗措施的实施和配合，意外或紧急情况的识别及基本处置等，此外还包括调整生活方式，促进康复，与慢性病长期共处，避免恶化和相关并发症等。

老年人在日常生活中会面对很多困难，容易产生失望与厌倦感。健康与社会照护从业者需要评估老年人的生理和心理状态，协助老年人完成日常生活活动，向照护对象和家属提出对居家环境的适老化改造建议，指导老年人养成健康的生活方式等。

## 3. 工作的场所

健康与社会照护的工作场所非常宽泛，服务内容非常全面，因此需要更加综合的知识和能力，以便在更广阔的范围发挥促进健康的作用。健康与社会照护的工作场所主要包括医院、社区卫生服务中心、日间照护中心、养老院、学校及其他机构（如体育比赛场所、私人医生诊所等）。

在不同的场所，健康与社会照护服务的内容可能略有差异。例如，在日间照护中心，健康与社会照护从业者可以为照护对象提供生活照料、膳食、社交活动、休闲娱乐、接载、康复锻炼、健康教育与咨询等服务。在医院，健康与社会照护从业者可以指导照护对象正确掌握一些辅助设备或监测设备的使用方法，如指导脑卒中康复期患者使用助行器和其他康复器具，教会哮喘患者使用气道峰值流速仪，并能准确记录数值、清洁设备等。

### 4. 工作的范畴

健康与社会照护的工作范畴有别于护士，从业者应在护士的指导下，侧重于低风险、无创伤、不需要专业资格要求的照护行为，不得跨越专业范畴，不得提供超过界限的服务，以免带来危害和风险。例如，健康与社会照护从业者可以协助病情稳定的患者进行转运或改变体位，但对于病情危重的患者则需要由医生或护士来完成。

例如，王先生，40 岁，直肠癌根治术后 38 天，人工肛门附近皮肤出现不明原因的硬币大小溃疡，此时需要专业的造口治疗师（或专科护士）来评估和处理王先生出现的问题。如果王先生造口周围皮肤完好，无炎症、溃疡、出血，肉芽组织健康，则可由健康与社会照护从业者协助其更换造口袋，或者指导王先生和家属完成。

## 四、健康与社会照护概念在我国的发展

在我国，健康与社会照护这一名词并不通用，为大家所知晓主要是因为我国参加了世界技能大赛。健康与社会照护项目是世界技能大赛“社会和个人服务”领域的技能比赛项目之一，我国于 2019 年首次参加了这个项目的比赛，并不断推进和发展，使之成为一个技能的名称。

显然，就现状而言，对比世界技能大赛对于健康与社会照护从业者的要求，全面具备这些技能、符合上述要求、能够承担这些职责的从业者在我国还没有直接可以对应的职业，针对这一项目的职业培训和人才培养及研究尚处于起步阶段。而随着人们对于健康与社会照护需求的不断提升，我们迫切需要这样的从业者，以满足我国人口老龄化社会发展现状和医疗体制改革的市场需求。

2020 年 2 月 25 日，人力资源社会保障部与市场监管总局、国家统计局联合发

布了包括“健康照护师”在内的 16 个新职业，界定“健康照护师是运用基本医学护理知识与技能，在家庭、医院、社区等场所，为照护对象提供健康照护及生活照料的人员”，这预示着我国在这一技能领域逐渐向世界公认的方向发展。

## 小结

通过这一讲，大家可以初步了解健康与社会照护这一职业技能。虽然目前还没有大量符合世界标准的、提供专业的健康与社会照护服务的健康机构，但是毋庸置疑，健康与社会照护是一个充满潜力的技能发展方向。随着人口老龄化进程的加快、期望寿命的延长和慢性病发病率的上升，人们对健康的需求会日益增长，新兴的健康与社会照护行业将有着非常广阔的发展前景。建立一支具备健康与社会照护专业技能的人才队伍，对于改善和提高我国国民身体素质、全面建成小康社会有着非常重要的意义。

# 第 2 讲
# 健康与社会照护的体系

为了更加深入地理解“健康与社会照护”这一职业和技能，我们首先要了解较成熟的健康与社会照护模式和我国的健康与社会照护体系，从而明确发展趋势，找准职业定位，融入健康体系，更好地满足人们的健康需求。

## 一、较成熟的健康与社会照护模式

健康与社会照护的名称最早来源于英国，并在英国得到较全面和成熟的发展，形成了相应的专业和职业教育，以及国家认证体系。健康与社会照护相应职业教育开展较好的国家还有德国，德国采用双元制的校企合作培训方式，通过“长期护理保险”等制度保障，发展健康与社会照护模式。而日本开展的介护服务和构建的保险制度侧重于企业开展的职业培训，同样促进了健康与社会照护工作的全面推进。

### 1. 常见的健康与社会照护机构

#### （1）全科医生诊所

全科医生诊所是初级保健服务的关键组成部分，是大多数人第一个接触的健康照护机构。全科医生和照护人员在当地为患者服务，负责诊断和治疗常见疾病，提供预防免疫和健康教育服务，在必要时将患者转诊到专科医生或医院继续进行治疗，是人们健康的守门人。

#### （2）健康中心

健康中心类似于社区卫生服务中心，提供全科医生服务和其他服务。全科医生和社区护理人员及照护人员共同为社区人群提供服务。大多数健康中心还会有执业护士，他们协助全科医生进行治疗、提供咨询，完成伤口换药、拆线、预防免疫、注射、采血、监测血压等工作。

### （3）心理诊所

对于不是很复杂、不严重的精神健康问题，如抑郁、压抑、忧虑等，通常由全科医生或其他基本医疗服务者负责治疗。特殊的心理咨询治疗项目和心理诊所会为不同人群，如儿童、性侵害受害者、进食困难者、酒精或者毒品上瘾者等，提供针对性的心理咨询和治疗。

### （4）综合诊所

综合诊所是一种新的提供健康服务的模式，类似于社区中的小型医院，对服务的要求也相应较高。综合诊所对所有人开放，开放时间比健康中心长，像是一种“超级诊所”，全科医生与护士、医院医生和顾问、牙医等，以及各类健康与社会照护人员一起工作，为患者提供整体服务。

例如，位于伦敦西部的豪恩斯洛综合诊所提供以下服务：足病和手足病（足部护理）、组织发育（伤口护理）、牙科照护、糖尿病筛查、腿部溃疡照护等。同时，诊所还有“生活自理服务”，这是由社区护士、照护人员、物理治疗师和康复专家共同提供的多学科综合服务，同时也提供心理健康服务、性健康服务、儿童健康服务和语言治疗等。

### （5）医院

如果社会和诊所不能满足需求，患者可选择进入医院。不同类型的医院提供的服务也不同。教学医院通常与大学有关，主要处理紧急救治和复杂、疑难的病例，提供专科照护。教学医院可能是区域的疾病治疗中心（如癌症），同时支持研究和医学培训。地方综合医院通常提供常规的医院照护，如诊断、普通外科和内科、产科（分娩）和妇科照护，有的也提供儿科照护。社区医院位于社区内，有开放时间限制，通常不包括急诊科，提供的服务包括处理轻的创伤、老年服务和筛查服务（如乳腺癌筛查）。临终关怀院为绝症患者和病情极其严重的人提供全程照护，通常是慈善组织。

### （6）老年人日间照护中心

老年人日间照护中心通常由社会服务机构或志愿机构提供，服务内容包括帮助个体适应居住环境、饮食服务和其他健康服务，如手足病或心理方面的支持（图 1-7）。

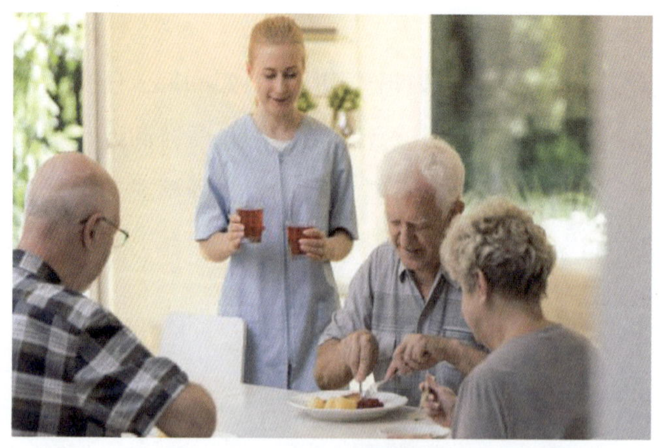

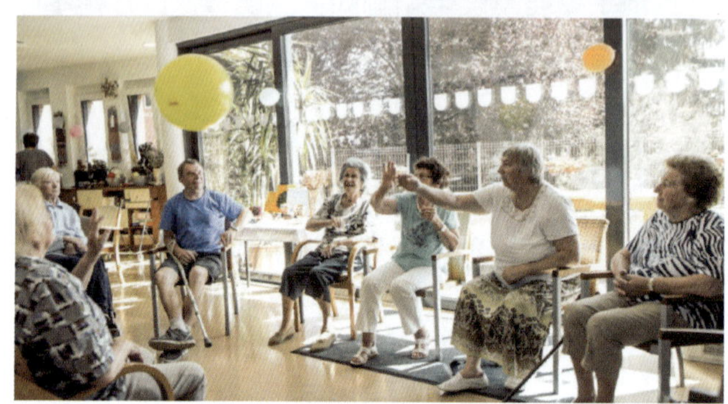

图 1-7　老年人日间照护中心

### （7）长期照护中心

长期照护中心为生活不能自理的老年人提供“家外之家”，通常是私立的。其服务由全科医生和护理人员提供，内容包括住宿、饮食、休闲活动、给药和常规照护等健康与社会照护相关活动（图 1-8）。

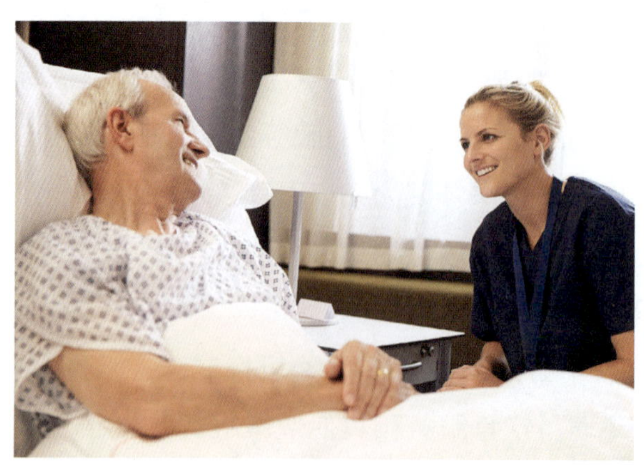

图 1-8　长期照护中心

### （8）护理院

护理院除了有居家的环境设施外，还提供更多的医疗、护理和照护服务，适合患有长期疾病、不能自理和需要定期医疗照护的人（图 1-9）。

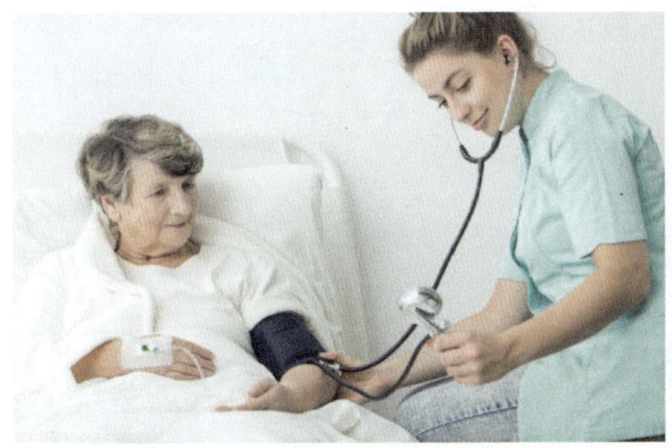
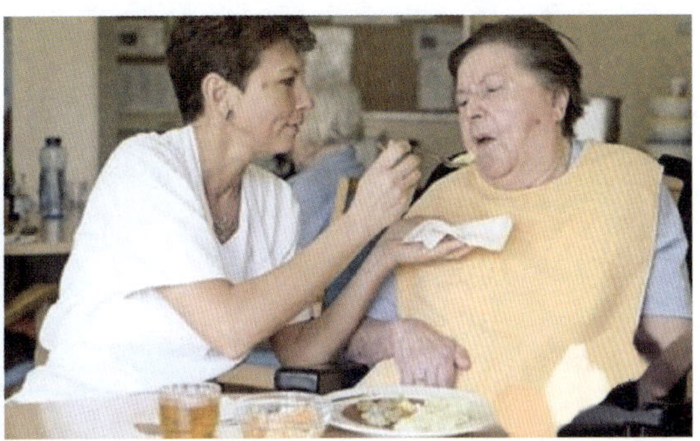

图 1-9 护理院

### （9）特殊学校

特殊学校为无法进入主流学校的儿童和青年（如有感官受损或肢体残疾的儿童、营养失调的儿童）提供健康照护服务（图 1-10），经费来源于卫生或社会服务机构。

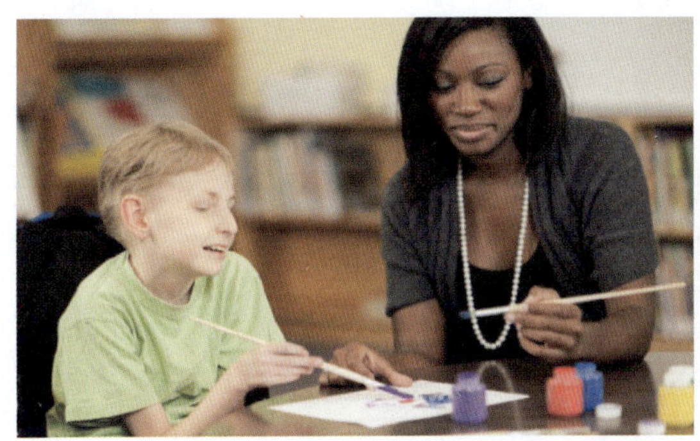
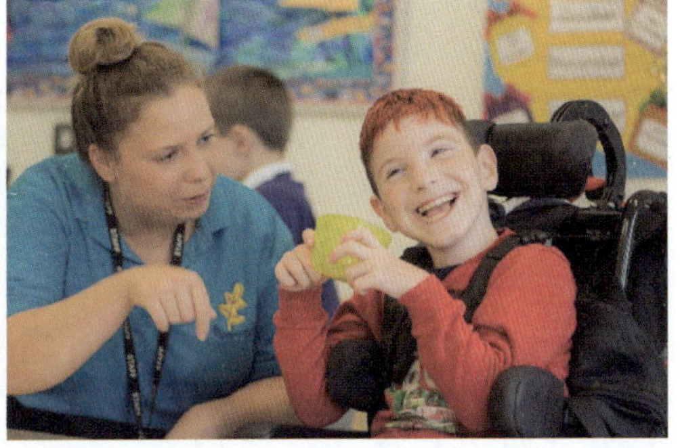

图 1-10 特殊学校

### （10）居家照护

居家照护由代表社会服务的照护组织在家庭中提供服务。居家照护通过日常生活的照顾，如协助起床、穿衣、睡觉，来帮助人们保持独立（图 1-11）。

### （11）看护服务

看护服务是为不能与家人一起生活的儿童提供的服务，有短期和长期之分，可以为长期照顾子女的父母或受生活条件限制的父母提供喘息的机会（图 1-12）。

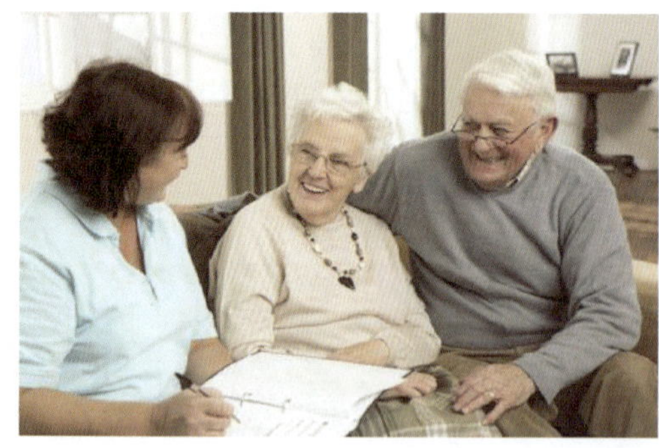
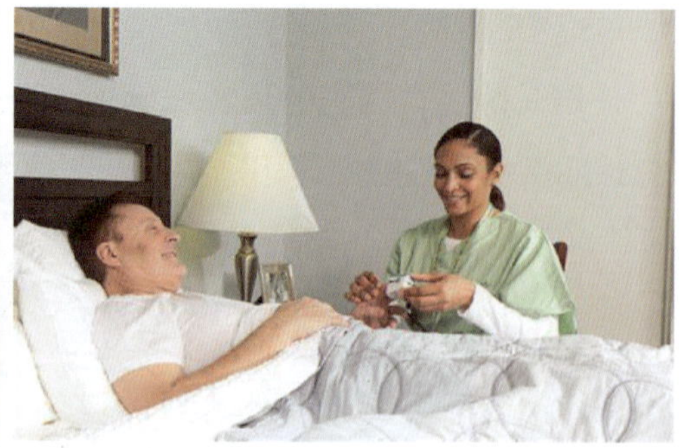

图 1–11　居家照护

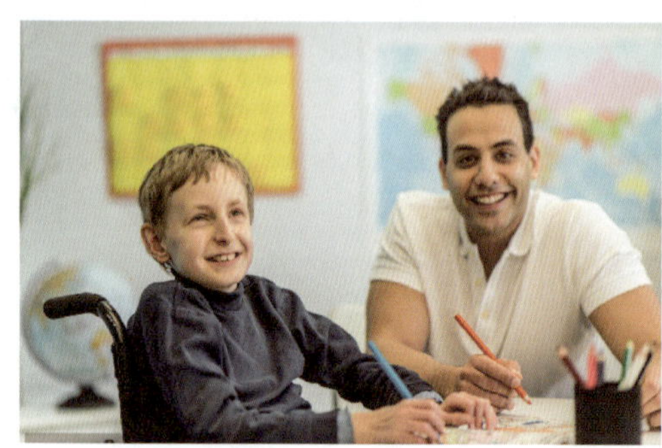
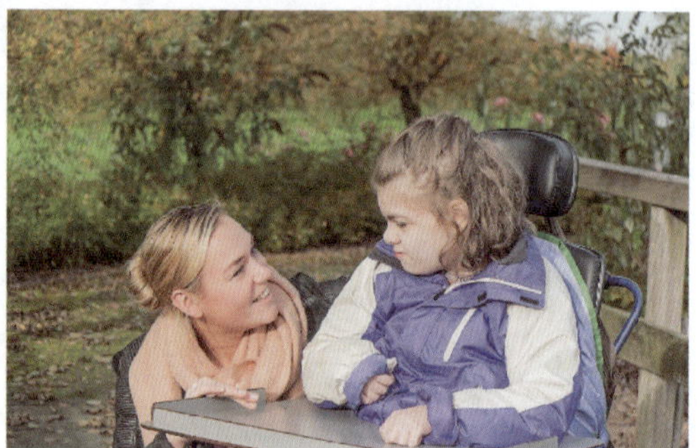

图 1–12　看护服务

### （12）学校 / 临时收容中心

越来越多的学校设置相应的临时收容中心，为学生在校期间提供健康服务，主要是针对年轻人的健康照护、健康促进和咨询教育。

### （13）儿童中心

儿童中心为儿童和家庭提供综合服务，如健康访视、日间托儿所、教育咨询和家庭问题的指导等（图 1–13）。

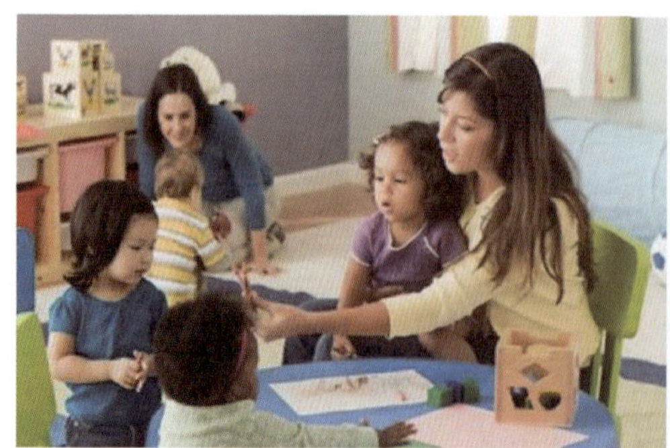
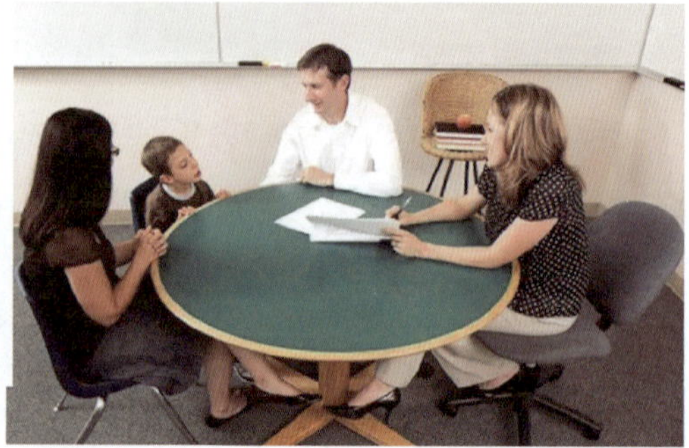

图 1–13　儿童中心

## 2. 多学科立体照护人员体系

健康与社会照护体系中需要多学科的团队合作，形成保障健康和安全的立体化照护体系。有效的团队合作可以保证照护的协调性和连续性，提高照护对象的生活质量。团队中包含的成员主要取决于团队设立的目的，每个成员不仅要清楚自己的角色，还要了解团队其他成员的角色，要考虑角色的目的、职能、职责和权利。当一个团队有明确的目标、有效的沟通和协调、具体的工作章程和工作程序时，团队工作效率最高。

### （1）医疗机构的照护人员体系

在医疗机构中，照护人员团队主要包括医生、护士或护理人员，以及各类辅助诊疗团队，包括实验室技师、影像技师、药剂师、营养师、康复师、理疗师等。以英国为例，照护人员团队根据其职业框架标准分为 9 级，1 ~ 4 级照护人员称为健康助理员（Health Care Assistant，简称 HCA），5 级及以上照护人员称为注册护士。

其中，注册护士的工作内容和职责范围相对比较一致，而健康助理员这一等级在各个国家的职业名称和工作职责不尽相同。概括而言，健康助理员在医院的主要职责是对护理工作提供支持，使患者感觉整体舒适。其具体工作范畴包括提供饮食分发服务、协助安全运送患者和物品、整理和清洁床单位设备、协助护士完成患者的生活照料、测量基础生命体征和体重、协助缓解患者的焦虑情绪、负责病区清洁卫生工作等。除了以上的基础护理外，健康助理员经过培训还可在临床部门协助执行范围更广的任务，如监测血糖、记录心电图等。

健康助理员也需要经过专门培训，属于专业或准专业人员范畴。其入职培训主要包括七大核心技能模块（图 1-14）：健康和安全意识、个人和专业实践、同理心和尊重、核心沟通能力、临床操作技能、院感的预防和控制、团队合作与集体主义精神，其中临床操作技能模块又分为四个亚模块，分别为个人护理、监测生命体征、排泄护理和营养护理。健康助理员的存在很大程度上节约了注册护士的资源，改善了护士短缺的困境。

### （2）社区诊所的照护人员体系

社区诊所的多学科照护团队通常包括四类人员，全科医生、照护人员、行政管理人员（如经理、秘书、接待员等）和技术后勤人员（如信息工程师、会计、保洁人员等）。根据诊所服务内容的不同，社区诊所还可以聘用药剂师、营养师等。

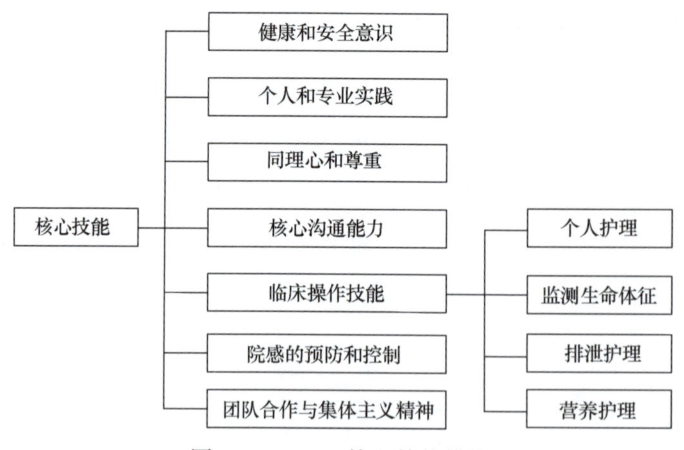


图 1-14 HCA 核心技能模块

全科医生团队工作人员的数量视所服务地区的居民数量多少，由保险公司审批决定。在社区的多学科照护团队中，全科医生是团队的核心，负责管理和治疗注册居民的健康问题、判断医院治疗的必要性、使用和管理医疗卫生经费等。团队中人数最多的是照护人员，承担接诊、护理、健康教育、家庭访视、临终关怀等工作。

## 二、我国的健康与社会照护体系

我国的健康与社会照护体系包括医疗卫生服务体系、卫生保障体系和卫生监督与执法体系三大系统。

### 1. 医疗卫生服务体系

医疗卫生服务体系是提供医疗、预防、保健、康复、生殖指导等服务的各级各类健康与社会照护机构所组成的整体。我国的医疗卫生服务体系包括医院、基层医疗卫生机构和专业公共卫生机构。

#### （1）医院

医院包括各级各类医院，如综合医院（图 1–15）、中医医院、中西医结合医院、民族医院、各类专科医院和护理院（图 1–16），其关注的重点是民众当前的健康状况，主要为民众提供疾病诊断、治疗和护理服务。

#### （2）基层医疗卫生机构

基层医疗卫生机构是指县级以下医疗卫生机构。在城市，基层医疗卫生机构包括社区卫生服务中心（站）（图 1–17）和街道卫生院；在农村，基层医疗卫生机构包括乡镇卫生院、村卫生室（图 1–18）、医务室和门诊部（所）。基层医疗卫生机构的主要职责是提供预防、保健、健康教育、生殖健康等基本公共卫生服务和常见病、多发病的诊疗服务，以及部分疾病的康复、护理等基本医疗服务。

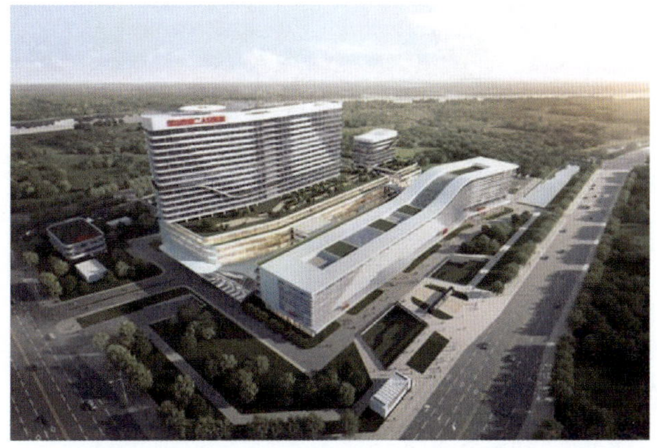

图 1–15　综合医院

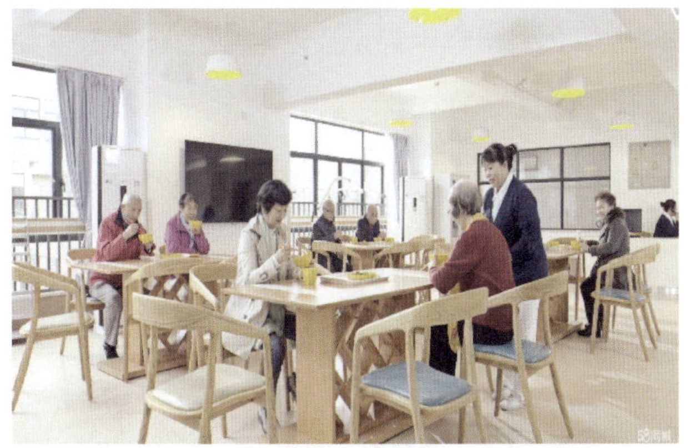

图 1–16　护理院

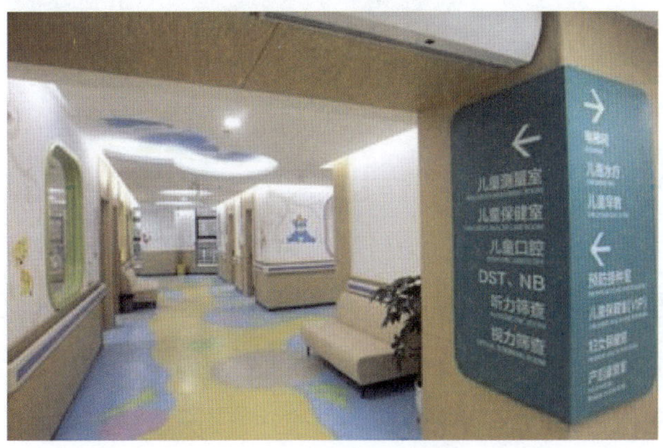


图 1–17　社区卫生服务中心

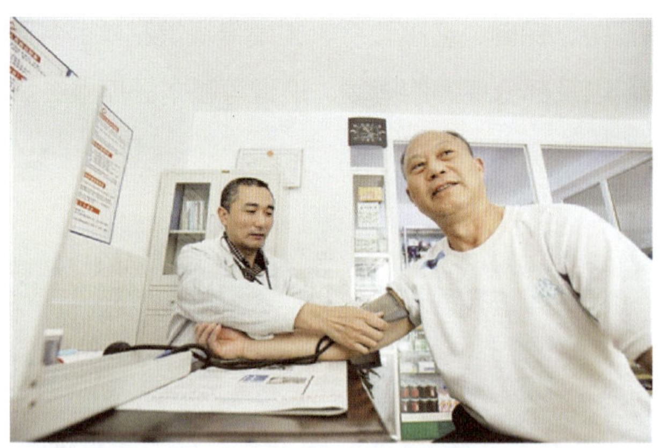

图 1–18　村卫生室

### （3）专业公共卫生机构

专业公共卫生机构是指由政府举办的实施疾病预防控制与公共卫生技术管理和服务的公益性公共卫生机构，包括疾病预防控制中心（图 1–19）、健康教育机构、妇幼保健计划生育服务机构、急救中心（站）和血站等。其关注的重点是预防健康问题，以健康为中心提供服务。

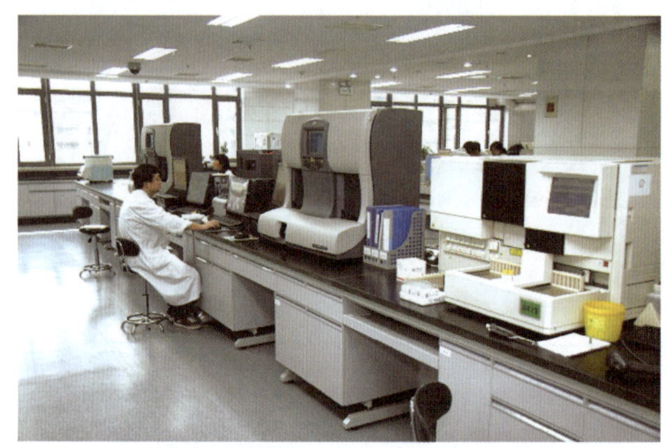

图 1–19　疾病预防控制中心

我国已经建立了比较完善的医疗卫生服务体系（图 1–20），能够提供包含传染病控制、急救医疗、门诊和住院服务等在内的服务。国家卫健委负责全国卫生发展规划和行政管理工作，各级卫生健康行政部门负责所辖区域的卫生发展和行政管理等工作。疾病预防控制中心、卫生监督机构、妇幼保健机构、社区卫生服务中心（站）、乡镇卫生院和村卫生室等机构为城乡居民提供传染病防控、慢性病防治、地方病防治、健康教育、食物安全监测和监督、劳动场所卫生监测、突发公共卫生事件处理和妇女儿童保健等公共卫生服务。社区卫生服务中心（站）、乡镇卫生院和村卫生室负责为辖区居民提供基本医疗服务，同时承担基本公共卫生服务。二、三级综合医院主要提供门诊和住院医疗服务。精神疾病、口腔疾病等医疗服务可以在专科医院获得。每个市、县单独建设一家中医医院，大部分综合性医疗机构和基层医疗卫生机构设有中医科，提供以草药、针灸等传统疗法为主的中医服务。2003 年抗击非典疫情以来，我国政府增加了对公共卫生机构的财政支持，从基础设施建设、人员能力加强、公共卫生服务项目提供等方面极大地促进了公共卫生服务。我国政府鼓励和支持社会资本进入医疗服务市场。

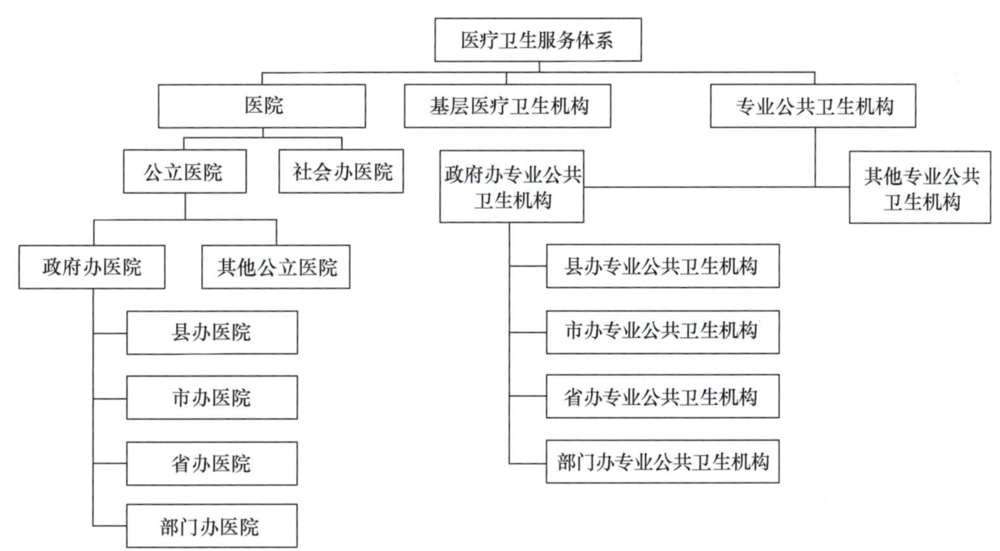


图 1–20　我国的医疗卫生服务体系

## 2. 卫生保障体系

卫生保障体系是社会保障体系的重要组成部分，主要通过资金的筹集为卫生服务提供合理的物质资源支持。卫生保障体系与卫生服务体系相互作用，共同承担保护人民健康的职能，其中最有代表性的就是医疗保险。医疗保险包括社会医疗保险和商业医疗保险。

### （1）社会医疗保险

社会医疗保险是指国家和社会根据一定的法律法规向保障范围内的民众提供患病时的基本医疗保障，包括城镇职工基本医疗保险、城乡居民基本医疗保险（由原来的城镇居民基本医疗保险和新型农村合作医疗整合而成）组成的基本医疗保险和城乡医疗救助，分别覆盖城镇就业人口、职工基本医疗参保人员以外的其他所有城乡居民和城乡困难人群。

#### （2）商业医疗保险

商业医疗保险是指由保险公司经营的、营利性的医疗保障，如意外伤害医疗保险和特种疾病保险等。

### 3. 卫生监督与执法体系

卫生监督与执法体系是政府管理社会卫生工作的重要保障，其主要职能是依法对影响人民健康的物品、场所、环境等进行监督和管理，保护人民健康权益，如国家、省、市、县级的卫生监督所（或局）。

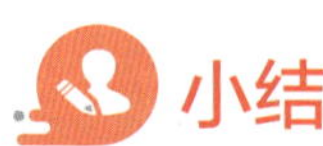

## 小结

健康与社会照护的产生是社会经济发展、人类健康需求改变、人口结构改变及医疗技术发展等多种因素影响下的必然趋势。通过了解全球较成熟的健康与社会照护模式，可以发现我国的健康与社会照护体系还需要不断完善和发展，以满足我国人民日益增长的健康与社会照护需求。

## 探究与思考

1. 上海某社区刘奶奶，70 岁，患有阿尔茨海默病，目前居家养护，由她的丈夫王先生和女儿王女士及附近社区卫生中心的护理人员照顾。王女士每天都会去看望父母，社区卫生中心的上门服务费用由他们三人共同支付，长期护理保险也会为他们提供部分支持。

请问：哪些机构和人员为刘奶奶一家提供了健康与社会照护服务？都有哪些类型的服务？这些服务的目的和作用分别是什么？

2. 马太太，82 岁，她的丈夫 4 年前去世，她独自居住在公寓的一楼。马太太视力减退，2 天前她摔了一跤，小腿上有个伤口，愈合不佳。

请问：

（1）马太太有哪些健康需求？可以获得哪些帮助？

（2）她所能获得的帮助来自哪些卫生服务机构或社会服务机构？

（3）不同的专业人员可以提供哪些具体的健康与社会照护服务？

（4）她如何获得这些服务？

3. 莫女士是一位单亲母亲，有 3 个孩子，分别是 10 岁的欢欢、8 岁的乐乐和 5 岁的西西。欢欢患有严重的残疾，目前完全靠莫女士全职照顾，更糟糕的是，欢欢的病情会不断恶化直至死亡。

请问：

（1）这个家庭可以得到哪些帮助？

（2）这个家庭所能获得的帮助来自哪些卫生服务机构或社会服务机构？

（3）不同的专业人员可以提供哪些具体的健康与社会照护服务？

（4）这个家庭如何获得这些服务？

# 第 2 课

# 健康与社会照护职业技能的核心是什么？

健康与社会照护的核心是以人为本的全生命周期（覆盖生育、预防、治疗、康复、照护、医养结合、临终关怀）医疗和健康服务，在此基础上形成大健康、大卫生的理念，实现人民更健康、体系更完善、机制更科学、资源更均衡的持续发展模式。

# 第 1 讲
# 全生命周期的照护

在人的全生命周期中，不同的阶段有着不同的生理、智力、情感和社会特征。健康与社会照护覆盖了从出生到死亡的整个生命周期，因此包含了所有生命阶段的不同人群。只有了解不同生命阶段的特征，才能针对不同人群提供相应的照护，如促进生长发育、预防疾病、缓解病痛及促进康复等，帮助人们形成健康的生活方式，获得高质量的生活。

## 一、不同的生命发展阶段（图 2-1）

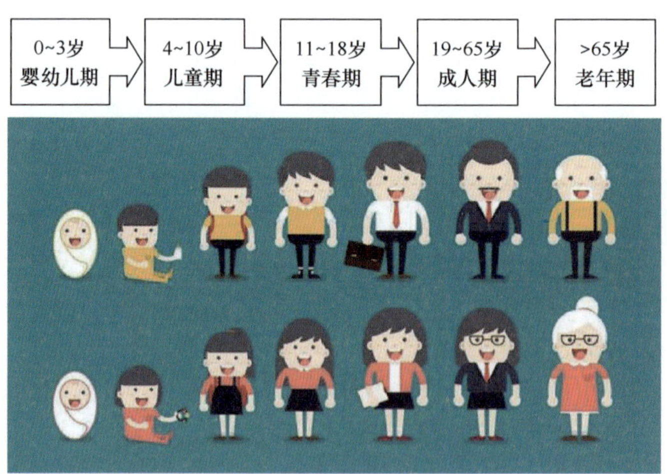


图 2-1　不同的生命发展阶段

人类的生长和发展分为四个方面，分别是生理、智力、情感和社会。

### 1. 婴幼儿期

从出生到 3 周岁期间的小儿称为婴幼儿，其中从出生至出生后满 28 天称为新生儿期，出生后到 1 周岁称为婴儿期，1 周岁到 3 周岁称为幼儿期。

婴儿具有一系列的原始反射，并由此逐渐发展出相应的生理功能。例如，婴儿的吸吮反射（图 2–2）和觅食反射帮助其进食，婴儿的惊跳反射和握持反射（图 2–3）帮助其与外界沟通。如果发现新生儿反应不灵敏，要注意观察，及时向儿保医师或神经科医师咨询，以便早期发现新生儿神经系统功能发育存在的问题。

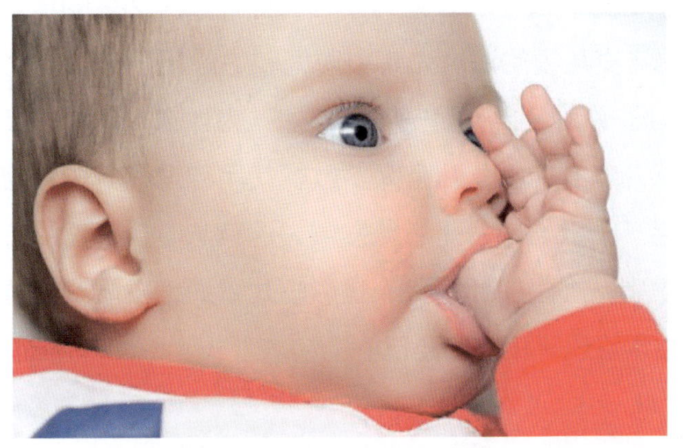

图 2–2 婴儿的吸吮反射

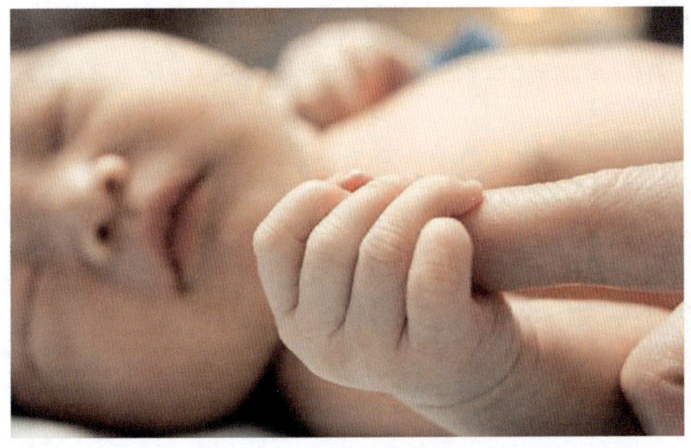

图 2–3 婴儿的握持反射

婴幼儿期的智力发育和语言发育都非常重要。语言的发育经历发音、理解和表达三个阶段。当婴儿说出第一个有意义的字时，就意味着他真正开始通过语言与他人进行交流了。感知的发育包括视感知的发育、听感知的发育、味觉和嗅觉的发育、皮肤感觉的发育和知觉的发育。新生儿用他们的感官探索周围的环境。情绪的发展从适应环境开始。新生儿因不适应环境，常表现出不安、啼哭，而哺乳、抚摸、抱、摇等可以使其情绪愉快。6 个月后婴儿能辨认出陌生人，之后与他人的互动逐渐增多，表现出初步的喜、怒、爱、憎等情绪。婴幼儿期社会行为的发展开始萌芽，如有的幼儿 2 岁就开始爱表现自己，喜欢吸引别人的注意，有的幼儿 3 岁开始可以与他人玩游戏等。

### 2. 儿童期（图 2-4）

儿童期是指 4 岁到 10 岁，其中 3 ～ 6 岁为学龄前期。

儿童期，孩子的身体发育表现为力量、敏捷性和灵活性的增长，其智力和语言发展也非常迅速。4 岁儿童的注意力集中时间较之前明显延长。儿童大约从 4 岁开始可以用完整的句子说话，会问很多问题，如“为什么？”“什么时候？”“如何理解这个问题？”八九岁的时候，儿童大多数能使用和理解复杂的句子，表达能力增强。智力发展的另一个重要部分是道德发展。这意味着，随着儿童的成长，他们开始理解对与错的区别，周围的环境和人是影响儿童道德发展的主要因素。情感发展的特征是儿童开始学习理解和控制自己的情绪。

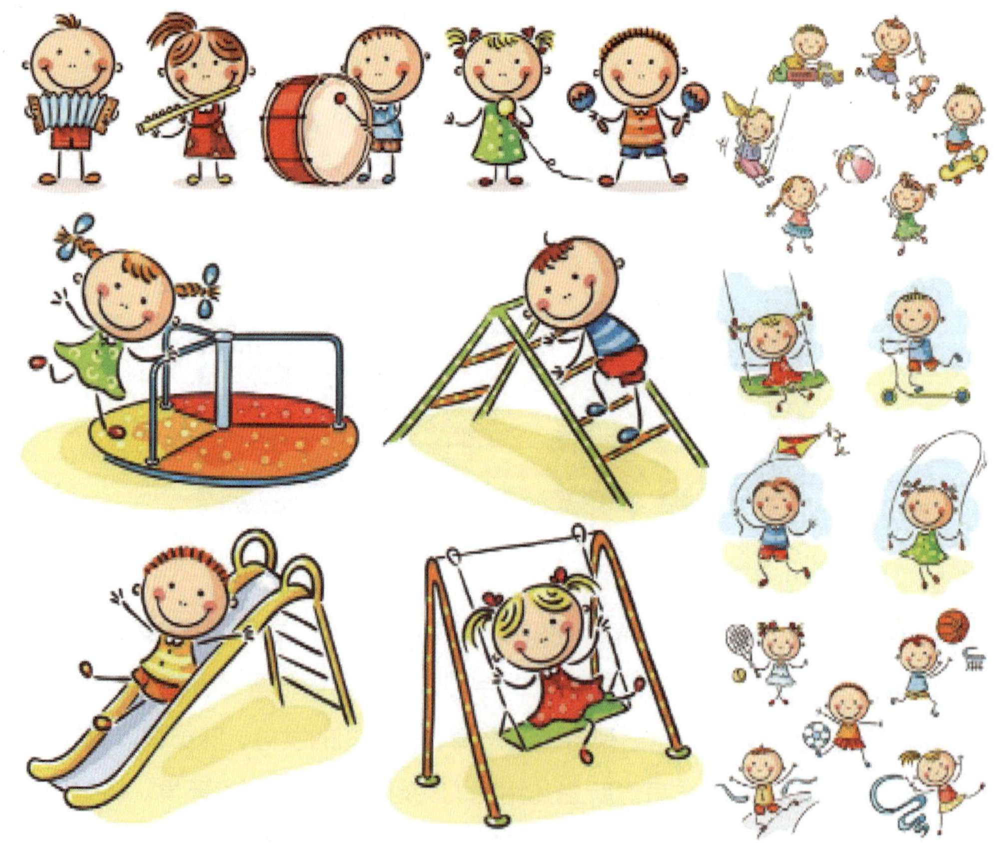

图 2-4　儿童期

### 3. 青春期

孩子青春期的生长发育在性激素的作用下明显加快，表现为体重、身高明显增加，体格发育呈现第二个高峰期。女孩在青春期的发育表现为皮肤细嫩，汗毛细小，骨盆宽大，臀部变大，乳腺发达，乳房增大，月经初潮，喉结不突出，嗓音细润，不长胡须。男孩在青春期的发育表现为喉结突出，声音进入变声阶段，体表常有多而浓密的汗毛，长胡须，睾丸和阴囊迅速生长，乳房不发育，会出现首次遗精现象。

随着世界观和价值观的发展，他们可能会质疑周围的世界，对人对事的态度、情绪情感的表达及行为的内容和方式等都可能发生明显变化，同时他们独立的自我意识越来越强，并渴望社会、学校和家长给予他们成人式的信任和尊重。青春期也是建立人际关系和融入同伴的关键阶段，这是一个确立身份和探索性的时期，也是一个非常容易受到周围世界影响的年龄段。青春期的孩子容易情绪化，各种因素对他们的未来都可能产生积极或消极的影响。

### 4. 成人期

成人期还可再细分为青年期、中年期和中老年期。人在成人期进入人生发展的巅峰期，收获各个方面的成就感和价值感，但同时需要承担更多的家庭和社会责任，面临更多的生理、情感和社会压力，也是受疾病或健康问题困扰最多的时期。成年后，人们逐渐掌握了许多复杂的知识及社交技巧，拥有了丰富的生活经验，大多数人的自尊和自信都会增强，表现出积极的情感状态和稳定的个人及社会关系。当然，在生活中，大多数成年人都会经历积极和消极的情绪，多数人能够很好地处理情绪。

女性在 45 到 55 岁之间进入更年期，性激素的减少会导致女性月经停止。对于男性而言，脱发是常见的现象。随着中老年期的临近，他们的感官功能会下降，如可能需要佩戴老花镜等，还可能因为缺乏运动造成体重增加。

### 5. 老年期

生理方面的改变是老年人最突出的特征。随着年龄的增长，各器官功能（如心、脑、肺、肝、肾功能等）会发生不同程度的下降，某些器官的细胞数减少（如脑细胞、肾细胞数量较青壮年时期大大减少），心率减慢，心排血量减少，血管逐渐硬化，口腔疾患（如牙齿松动、脱落、舌炎等）影响进食，胃肠道功能下降（如消化液分泌减少、消化酶活力下降、肠蠕动减慢），机体免疫力下降，各种慢性病也会伴随着老年期而不断进展。

老化的表现（图 2–5）主要包括：

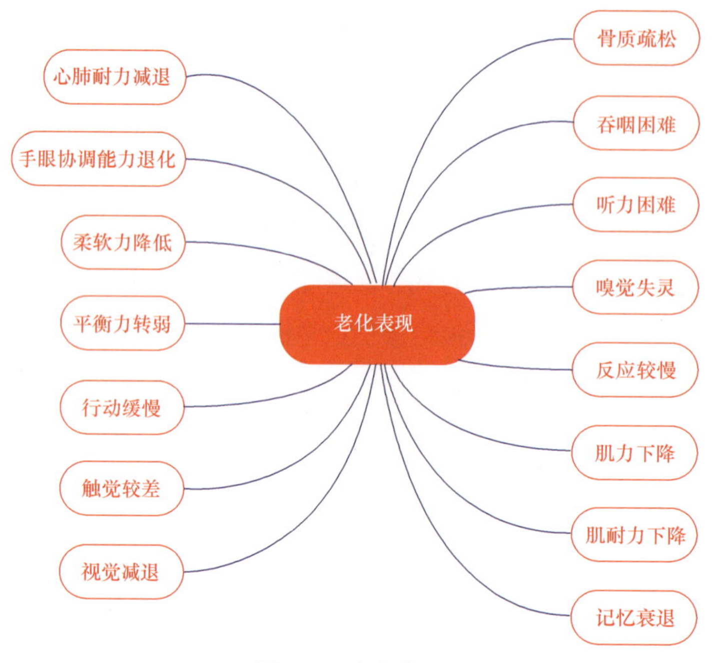

图 2–5　老化表现

（1）心肺耐力减退

冠心病是中老年人最常见的一种心血管病，主要由冠状动脉血管病变引起。肺部感染已成为高龄老年人的主要致死原因之一，多年吸烟的老年人常患有慢性阻塞性肺疾病、老年性肺气肿和肺部间质性改变慢性支气管炎。

（2）吞咽困难

老年人消化器官萎缩退变、功能降低、运动变弱，咀嚼力弱，容易发生胃癌、食管癌、大肠癌等。

（3）视觉减退

多数老年人会有或轻或重的老花眼症状，在视物时看近距离的东西会出现模糊不清的现象。白内障是一种严重危害老年人视力的眼病，白内障的发生多与年龄相关。

（4）骨质疏松

随着年龄的增长，人体钙质会大量流失。这个时候如果没有补充足够的钙质，就会出现骨质疏松，一旦摔倒就很容易发生骨折。

（5）听力困难

老年性耳聋是一个正常的生理现象，主要是由于听觉神经系统发生了退行性改变。

（6）记忆衰退

在正常老化过程中，记忆也会衰退，一般会出现以下几种典型情况：之前的某些信息可能要被不断重复才能再次记起，之前的某些信息可能需要更多时间才能回忆起来，之前的某些信息可能需要一些线索引导才能回想起来。这种记忆衰退属于正常现象，但在记忆衰退过程中有种现象需要谨慎，那就是阿尔茨海默病。阿尔茨海默病是一种由于大脑器质性损害而引起的脑功能障碍，这种障碍可使记忆、理解、判断、自我控制等能力发生进行性退化。

另外，在智力、心理和社会领域，老年人也有区别于其他年龄段的特征。

老年人智力发展迟缓或停滞，学习新技能可能需要更长的时间，思维能力、记忆力和创造力等均有下降的趋势。同时，老年人由于器官老化及疾病的原因，常常导致身体各种功能受限，再加上其他方面如社会地位和经济状况的变化，易产生悲观、失望等不良情绪。老年人对新鲜事物缺乏好奇心，且敏感多疑。有的老年人还会因资历老、经验足而渴望得到周围人的尊敬，对他人的要求高，不如意就会产生急躁情绪，甚至固执己见。老年人一旦离开了熟悉的环境，就容易感到孤独、寂寞，常常会重复诉说一件事情，情绪反复无常，像个“老小孩”。

## 二、在不同生命发展阶段中影响个体发展的因素

人不能孤立于社会和环境之外，其生长发育的过程势必会受到各种因素的影响。因此，照护者在实施照护的过程中，除了需要考虑照护对象的生命发展阶段，还需要考虑在不同的生命发展阶段可能影响其发展的因素，这样才能更加完整地了解个体，并与之建立良好的合作关系，从而为其提供适合的照护服务。

### 1. 经济和社会因素

个人的生长发育必然会受到经济和社会因素的影响。经济和社会因素主要包括收入、家庭、社交关系等，另外，文化、性别、歧视、虐待等因素也会带来不同的影响。

（1）收入

在收入较低的情况下，住房的选择会受到限制。较差的住房条件会增加身体患病的风险，如住所长期照射不到阳光、通风换气不佳、过于寒冷或潮湿等。居住环境不仅指住所，还包括更广泛的空间和范围。

（2）家庭

家庭对人们成长和发展的影响可以是积极的，也可以是消极的。家庭对人们的成长起着至关重要的启蒙作用。如果父母一直保持良好的阅读习惯，那么将会对子女的阅读习惯产生潜移默化的影响；如果父母沉迷于赌博，那么对子女的成长必然会产生不良的影响。

（3）社交关系

朋友或同事等会在日常生活和工作中影响我们的行为。如果周围朋友都喜欢健身，那么你可能会受到影响也去健身；如果周围朋友都沉迷于网络，那么你想要保持自律则需要很强的意志力。

（4）其他

除以上因素外，还有很多因素影响着个体的生长和发展，如文化背景、社会氛围、所接受的教育等。

### 2. 生活事件

生活事件包括可预期事件（如上学、就业、离家、结婚、为人父母、退休、老化）和不可预期事件（如离婚、失业、重病或严重受伤、虐待、家人亡故等）。在我们的人生中，生活事件对我们或多或少有着短期或者长期的影响。

其中，各种健康问题的困扰，如患病、受伤等，对我们可能造成很大的影响，这也是最需要健康与社会照护干预的状态。不同的年龄阶段、不同的生理和心理状态、不同的社会和人际环境，以及各种突发和偶发因素，可能会导致人们遭受疾病或伤残。疾病或受伤是机体在一定条件下，由某种原因或因素作用于身体和心灵而产生的损害过程，表现为一系列的功能和代谢的改变，临床出现许多不同的症状与体征，与外界环境间的协调也会发生障碍。

### 3. 自我认知的水平和能力

自我认知是指对自我的洞察和理解，包括自我观察和自我评价。自我观察是指对自我的感知、思维和意向等方面的觉察。自我评价是指对自我的想法、期望、行为及人格特征的判断与评估。自我认知是进行自我调节的重要基础。自己眼中的

“我”和他人眼中的“我”可能完全不同。

自我认知表现为自尊和自我形象的要求。自尊是对于自我价值和作用的认同，自尊心表现为渴望获得认可和尊敬的心理过程。自我形象是我们与他人互动的过程，是对他人如何看待自己的关注。

如果自我认知良好，也就是自尊心得到满足、自我形象满意，那么个体表现为愉悦和积极，可能非常自信、开放，易于沟通，接纳建议，愿意改变；但如果自我认知不佳，那么个体就会感到不快乐，可能出现沟通障碍，不容易接受他人建议或做出调整，不能及时修正和改变思维和行为方式，甚至直接影响生理、心理和社会健康。

影响自我认知水平和能力的因素有很多，如年龄、外表、性格、性别、文化、家庭、经济条件和社会地位等。还有些影响因素会随时改变自我认知，如疾病状态和感受、周围环境中的支持和帮助等。

因此，健康与社会照护从业者需要了解照护对象的整体情况，调动正向因素，帮助照护对象获得良好的自我认知，促进交流和沟通，为提供照护奠定基础。

例如，乳腺癌患者在确诊后一般会有不同程度的心理问题，如忧郁、悲观、抑郁、内心脆弱、不知所措等。而很多乳腺癌患者需要做全乳切除，乳房是女性魅力及自信之所在，这使得患病的女性，尤其是年轻、知识层次比较高的女性，很容易出现焦虑、忧郁、自卑等心理反应，对乳房的缺失更容易出现“自我形象紊乱”。因此，健康与社会照护从业者应加强心理疏导，同情、关心、理解照护对象，指导照护对象树立正确的人生观和审美观，告知照护对象形体改变可以通过矫形手术（如重建乳房）或者佩戴义乳等恢复形体曲线，增强其自信心，减轻照护对象的心理负担和精神压力，帮助其树立战胜疾病的信心，促进其康复，提高其生存质量。

## 三、不同生命发展阶段的健康与社会照护需求

不同的生命发展阶段会有不同的照护需求，但照护的根本目的都是满足健康需求，促进高质量的生活。

婴儿期，科学、合理、全面的健康饮食和安全卫生的环境对婴幼儿生长发育十分重要。主要照护者应给予婴幼儿充足的关爱和情感支持，与婴幼儿建立紧密的联系。

儿童期，照护者除了需要协助儿童养成健康的饮食习惯和确保环境的安全和舒适外，还需要安排适当的体育运动以激发身体潜能，并让其在游戏中获得新知识。儿童情感较为丰富，照护者要为其提供情感表达的机会，并协助其强化社会化的技能、价值观、信念和规范。

青春期，人的自我主观意识逐渐形成，这个时期的孩子注重自我形象，渴望独立的同时又渴望被认可。此时照护者需要以朋友的方式与他们沟通交流，为其提供情感支持，帮助其顺利渡过二次社会化。

成人期，人的社会化转变已经完成，逐渐进入职业生涯的发展阶段。成年人需要加强锻炼，合理安排工作和生活，积极维持家庭和社会关系，保持社会价值。

老年期，人的各项身体机能逐渐衰退，照护者应重点为老年人提供安全的环境，如协助保持房间干净、整洁，采取预防跌倒的措施（如保持地面干燥、及时清理水渍、选择防滑效果好的拖鞋、在卫生间淋浴区铺防滑垫等）。老年人的视力在不断退化，对于光线的调节能力变弱，所以其活动范围内的光线要保持明亮，夜间应留夜灯。照护者应注意在提供适当援助和支持的同时，要尽可能保持老年人的独立性。虽然老年人行动迟缓，但还是要让其完成力所能及的事情。此外，照护者应尊重老年人，耐心倾听，提供足够的关注度，满足其情感需求。

## 小结

从出生、成长、衰老直到死亡，是每个人生存发展的必然过程。健康与社会照护从业者应更多地学习和了解生命每个阶段的特点和需求，关注和思考相关的影响因素，只有这样，才能在实施照护的过程中帮助人们获得高质量、有尊严的生活，这也是每个健康与社会照护从业者的使命。

# 第 2 讲 以人为本的照护

健康与社会照护的服务对象是人。因此，健康与社会照护从业者需要了解人的多种需求，掌握面对人、面对人的特殊需求的应对方法，能够运用同理心，以及创新能力、解决问题能力和文化相适应能力，为照护对象提供生理、心理和社会家庭支持。

## 一、人的多种需求

人是复杂的组成，具有多样性。健康与社会照护致力于满足各种健康需求，并保证照护的平等性和公正性，让每个人都有权利获得公平和尊重的对待。因此，在满足伦理的前提下，照护者需要从多方面考虑以人为本的多样性的需求。

### 1. 生理的需求

疾病对人体系统和脏器及功能会产生不良影响，导致人体可能表现出不同的症状和体征。健康与社会照护从业者可以结合人体基本的结构和解剖知识、各个系统和脏器的生理功能和病理变化、常见疾病对人体的影响等相关知识，关注照护对象身体的各个部分。如果发现一些特别危险的信号，如关节的畸形、疼痛、肿胀，肢体的活动受到限制，某个部位有疼痛、麻木或刺痛的感觉等，需要及时报告和处理。

### 2. 社会的需求

国家、文化、种族、信仰、性别、婚姻、年龄、家庭结构、社会阶层等社会因素影响着人们对于健康的需求。这些多样性的因素丰富着社会，但同时也可能带来不平等和不一致。例如，经济条件差是不是可能导致人们无钱就医？不同的肤色和习俗是否带来歧视和偏见？在提供健康与社会照护时，照护者需要结合这些特征，尊重多样性，考虑差异性，评估每个个体对于健康的需求，从而为每个人提供平等的健康照护。

### 3. 多元文化的需求

多元文化涉及种族、性别、阶级、语言、教育、宗教等多方面。不同文化背景的人对健康和生命有不同的认知，对疾病和死亡有不同的理解，对照护有不同的需求。无论照护对象与照护者的差异有多大，照护者切记不可歧视、偏见、刻板印象或者贴标签，要尊重差异。

### 4. 自尊自爱、自我发展的需求

人人都有自我意识，一个人是否被有尊严地对待可能无法用语言来表达，但尊重是可以被感觉到的。当与他人接触时，我们希望他人以自己所希望的方式来对待自己。不同的感受、态度、目标和抱负都会影响自尊和自我价值感。健康与社会照护从业者必须表现出同理心，试着站在照护对象的立场，以不带评判的态度认真倾听，并努力帮助他们做出他们想要的改变。

### 5. 和家人、朋友构建和谐关系的需求

人是社会生物，个人只有在与他人的交往中才能获得生存和发展。拥有和谐人际关系的人很幸福（图 2–6）。因此，健康与社会照护从业者需要关注照护对象家庭和社会关系的改变，如是否与人发生矛盾，家庭有无突发事件或者经济情况改变，是否有任何负担和压力等。

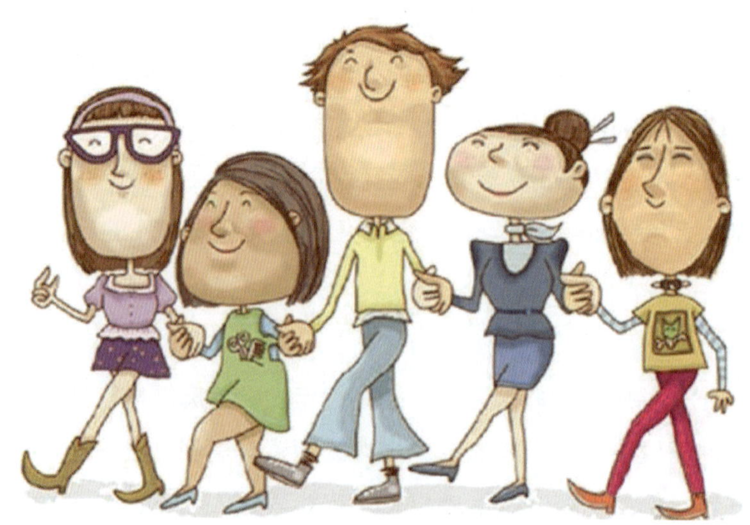

图 2–6　拥有和谐人际关系的人很幸福

例如，常先生今天看上去不太一样，平时他早餐后喜欢看报纸或者看电视，但今天却安静地坐着。作为常先生的照护者，你应该怎么办？是主动询问他，还是不去打扰他？

张奶奶今天感觉很冷，她不愿意起床。你作为张奶奶的照护者，你做记录的时候会怎样写？“张奶奶很冷，我觉得她生病了”还是“今天早餐时张奶奶主诉她感觉很冷，她没有起床”？

### 6. 参与多种娱乐和活动的需求

所有人都有参与多种娱乐和活动的需求，如摄影、音乐、舞蹈等。精细的运动技能和敏捷性的提高可以增强人的自信心，开发人的想象力，提高解决问题的能力，同时，语言交流技巧的发展或提高可以促进合作和社交的能力。因此，健康与社会照护从业者需广泛调动社会力量，为照护对象提供参与娱乐和活动的多种途径。

## 二、以人为本的照护理念

### 1. 整体化照护

新的医学模式促使照护工作从疾病照护转向以患者为中心的照护方式——即整体化照护。整体化照护是一种新兴的照护工作模式，照护者除了应加强对人的心理、生理和社会状态的关注外，还需要把注意力放到人所处的环境、人际关系、外部因素等对疾病康复的影响因素上。以现代护理观为指导，以护理程序为核心，将临床护理和护理管理的各个环节系统化的工作模式，同样适用于健康与社会照护工作。

整体化照护包括以下几方面的含义：首先，从生物医学模式变为生物—心理—社会医学模式，即从单纯的重视患者的生活和疾病的照护发展为全面重视生物、心理、社会因素对患者健康的影响。其次，从单纯的患者照护发展为对“人”的照护，包括了预防保健和健康教育，即照护不仅是帮助患者恢复健康，还包括促使健康人更加健康。最后，照护的目的，除促使患者恢复健康外，还包括指导患者与慢性病持续共处，帮助重危病患者减少痛苦以及平静地离开人世。

### 2. 个性化照护

个性化照护模式是在整体化照护基础上进一步发展的，它是充分体现人文关怀更高境界的照护新模式。所谓个性化照护，就是把“人”作为一个有病求医同时具有自我性格和家庭社会特征的完整个体来看待，针对性别、年龄、病种、家庭社会关系等多方面的不同，实施相应的个性化照护措施。个性化照护是整体化照护的重要内涵，是整体化照护深入发展及走向成熟的具体表现。这一新的照护模式与 21 世纪的整体健康模式是一致的，它体现尊重人、理解人、关怀人的照护理念，强调以人为本的新人文主义照护模式。

具体来说，个性化照护的内涵为：把照护对象作为一个单独的个体来看待，而不是等同于另一个照护对象。因此，照护者需要了解照护对象对自己所患疾病的理解和认识，需要清楚整个照护过程及过程中发生的事件，以及照护对象的体验和感受。照护者应与照护对象及家庭共同制定恰当的计划，回答他们的疑问和顾虑；实施各项照护措施时关注效果和反馈；在照护对象疾病恢复期和回归家庭与社会的过程中不断给予支持，必要时提供其他专业团队的合作和资源。

## 三、以人为本的照护程序

以人为本的照护程序一般可以分为五个步骤，即评估、识别需求、计划、实施和评价。

### 1. 评估

评估是指有计划、有目的、系统地收集健康资料的过程。照护者根据收集到的资料信息，对照护对象和相关事物做出大概推断，从而为照护活动提供基本依据。评估是整个照护程序的基础，同时也是照护程序中最为关键的步骤。如果评估不正确，将导致识别需求和计划的错误以及预期目标的失败。

评估的内容应包括生理、心理、社会文化、发展及精神等方面的资料，从整体化照护观点出发，全面考虑生命过程中这五大方面的资料，从而更好地确认照护对象的能力及限制，以帮助其达到最佳的健康状况。

### 2. 识别需求

通过评估，识别一个人生命过程中的生理、心理、社会文化、发展及精神方面所出现的健康问题和需求。这些健康问题的反应属于照护职责范畴，可以用照护的方法来解决。

### 3. 计划

制订照护计划是解决照护对象需求及健康问题的一个决策过程，其目的是为了确认照护对象的照护目标及照护者将要实施的照护措施。

### 4. 实施

实施是将计划付诸实践。在照护计划制订之后按计划实施照护，在实施过程中可根据实际工作情况对计划进行调整或优化。照护实施的内容如下：

#### （1）提供满意的生活照料

如晨晚间照护、帮助照护对象正确移动等。

#### （2）提供健康相关的基础照护

如给药、换药、雾化吸入、氧气吸入、伤口护理、体位护理等。

#### （3）提供疾病相关的康复照护

如协助使用诊疗工具或辅助工具（如拐杖、支架、助行器、轮椅、助听器）等。

#### （4）提供心理和社会相关的支持

照护者应学会照顾照护对象的感受，避免其受到心灵上的伤害，并学会鼓励照护对象，让他们重新看到生活的希望。

#### （5）开展健康教育

健康教育的目的是使人自觉地采纳有益于健康的行为和生活方式，消除或减轻影响健康的危险因素，预防疾病，促进健康，提高生活质量。通过健康教育，帮助人们了解哪些行为是影响健康的，并促使人们自觉地选择有益于健康的行为和生活方式。例如，帮助照护对象了解自己的健康状况和疾病相关知识，严格遵医嘱进行治疗，并积极改变不良的生活方式，如戒烟酒、活动和运动、饮食、休息和睡眠、排泄、生活作息规律等。健康教育的内容还包括指导自我管理方法和应对家庭各种紧急情况的方法。另外，控制风险因素也是健康教育中非常重要的内容，风险因素控制良好可以增强抵抗力、预防各种长期并发症和疾病复发。例如，进行跌倒风险评估和预防跌倒的健康教育，以及避免人际关系风险和心理问题的健康教育适用于大多数人群；根据照护对象的疾病状态，照护者也常进行下肢静脉血栓预防、肺炎预防、压疮预防等健康教育。

### 5. 评价

评价是指有计划地、系统地将照护对象的健康状况或需求与预期的照护目标进行比较的活动。评价的重点是照护对象的健康状况和需求的满足情况，对此进行评价的责任由照护者承担。评价的内容包括身体的外观及功能、特殊症状与体征、知识、操作技能、心理和情感等，评价的方式包括观察、询问、交流及加强反思。

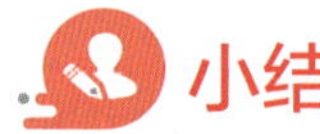

## 小结

健康与社会照护的关注重点由疾病向健康转移，服务模式由被动向主动转变，发展重点由重治疗向重预防、健康管理、健康干预、健康促进转变。积极推动健康与社会照护发展的最终目标是建成覆盖全生命周期、特色鲜明、服务高效的健康照护服务体系，实现大健康、大卫生理念，满足人民不断提升的健康需求。

## 探究与思考

1. 李某，男，67 岁，丧偶，每天抽约 10 支烟，喜欢喝酒。他是老年广场舞俱乐部的成员，经常出去演出、参加俱乐部组织的社交活动。他还喜欢烹饪，经常邀请朋友来家里聚餐。

李某的女儿今年 30 岁，已婚，育有两个小孩。她的丈夫外出打工，常年不在家。她总感觉自己筋疲力尽，几乎没有时间做自己喜欢做的事情。她常感到孤独。

李某的朋友小张是个工作狂，经常熬夜加班到凌晨，他所有的精力都放在工作上，每天吃外卖。回家就是睡觉，没有任何兴趣爱好。最近小张换了一个新的工作，进入了新的工作环境，有了新的同事。

请问：

（1）试着列出案例中李某、李某的女儿和李某的朋友小张的生理、智力、情感、社会和精神需求。

（2）分析案例中李某、李某的女儿和李某的朋友小张的哪些行为对健康有益。

（3）分析案例中李某、李某的女儿和李某的朋友小张的哪些行为可能会危害健康。

（4）请分别为案例中的李某、李某的女儿和李某的朋友小张提出改善健康状况的建议。

2. 李女士产后 3 天，今日出院，社区服务中心工作人员提前与李女士预约了上门访问的时间。工作人员到达李女士家中，进行了信息收集及针对新生儿和李女士的健康检查和指导。

请问：

（1）社区工作人员在健康与社会照护中发挥的作用有哪些？

（2）针对此案例，阐述不同生命发展阶段个体发展的需求。

3. 李奶奶，72 岁，居住在爱心健康公寓。她患脑梗死 3 年，右侧肢体偏瘫，使用拐杖可以缓慢行走。今晨下床时李奶奶发生跌倒，右侧脚踝扭伤，无骨折，遵医嘱需要卧床休息，右侧脚踝近日不负重。

请问：

（1）结合案例，写出当前李奶奶的照护需求。

（2）请结合以人为本的照护程序，制订李奶奶的照护计划。

# 第 3 课

# 健康与社会照护中的基本技能有哪些?

在这一课，我们将结合国内外对于健康与社会照护的知识、理解和技能（knowledge，understanding and skills，KUS）要求，以及用于评价和考核的工作表现标准（performance criteria，PC），给大家介绍健康与社会照护中的一些基本技能。

# 第 1 讲
# 沟通和交流

良好的沟通有助于发展友好的护患关系。沟通贯穿在照护的整个过程中，这意味着照护者既要善于倾听，又要善于以他人能理解的方式进行信息传递。

## 一、沟通的概念

沟通本质上是指发送和接收信息的方式。沟通可以满足人们的基本需求。良好的沟通可以使交流双方相互影响、达成共识，也可以使交流双方建立起一定关系，进而友好往来。

## 二、沟通的方式

沟通的方式分为语言沟通和非语言沟通。

### 1. 语言沟通（verbal communication）

语言沟通从词语发出时开始，利用声音传递信息，并能对词语进行控制。语言沟通主要包括口头汇报、对话、交谈、讨论、会议、演讲及电话联系等。借助于口头语言实现的信息交流，是日常生活中最常用的沟通形式。

### 2. 非语言沟通（non-verbal communication）

非语言沟通是指通过身体动作、体态、语气语调、空间距离等方式交流信息的过程。一般情况下，信息的内容部分是通过语言来表达的，非语言则起到对内容进行解释和补充的作用。但是，也有的信息完全通过非语言形式传递。因此，不能简单地将非语言沟通认为是辅助性或支持性角色。非语言沟通的主要形式有标志语言和动作语言。

（1）标志语言

如聋哑人的手语（图 3–1 和图 3–2）、旗语，交通警察的指挥手势，裁判的手势，以及人们惯用的一些表意手势（如“OK”和胜利的“V”等）。

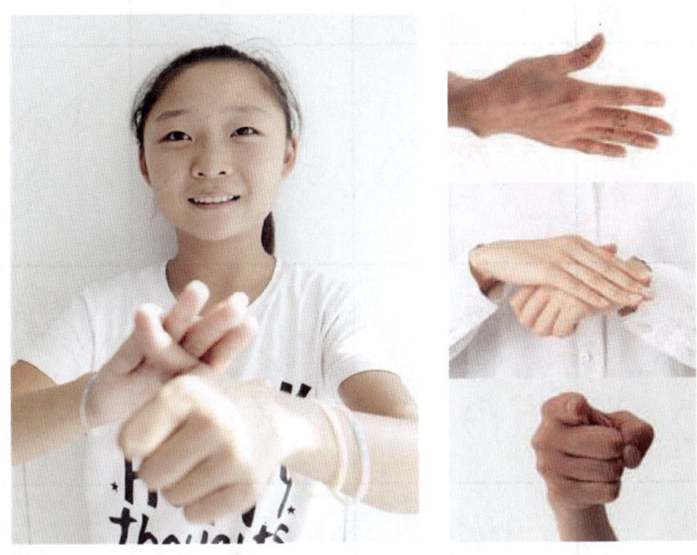

图 3–1 手语“我爱你”

（2）动作语言

例如，一位顾客在排队，他不停地把口袋里的硬币弄得叮当响，这通常表明他很着急。顾客在柜台前把商品拿起又放下，显示出她拿不定主意。你能猜到图 3–3 的老年人可能哪里不舒服吗?

## 三、有效沟通的障碍

沟通障碍是指人际之间、团体之间交流意见、传递信息时所存在的困难。常见的有效沟通的障碍包括语言障碍、感官障碍、行话障碍、缩略语障碍、精神健康障碍和学习困难障碍等。

### 1. 语言障碍

语言是交流思想的工具，但并不是思想本身，加之人们使用语言表达思想的能力千差万别，故用语言表达思想、交流信息时难免出现误差。如果使用不同的语言，则可能存在沟通障碍，并且在沟通过程中更容易依赖肢体语言。但是，肢体语言（尤其是手势）在文化上存在差异。

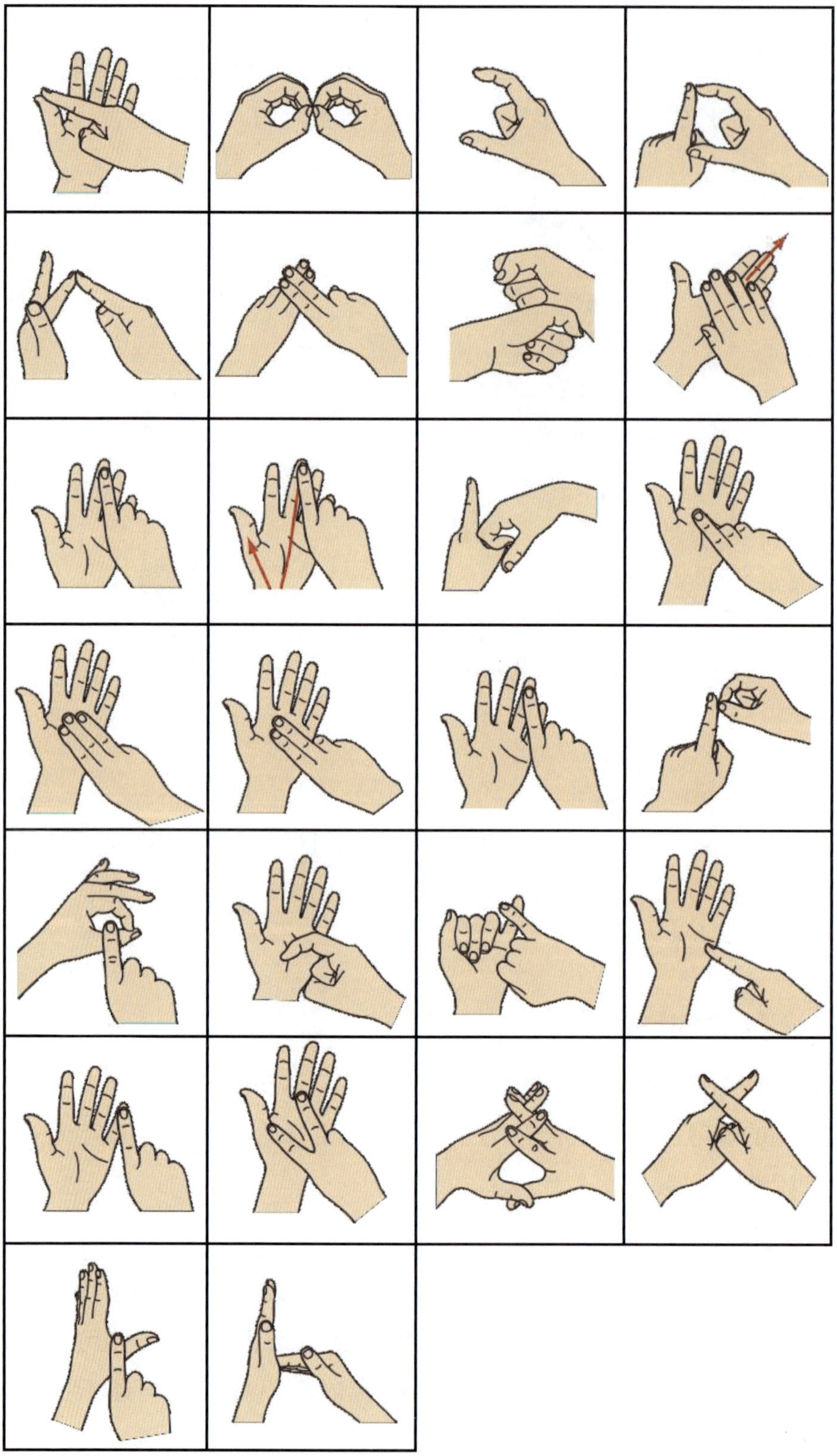

图 3-2　手语字母（Fingerspelling alphabet）

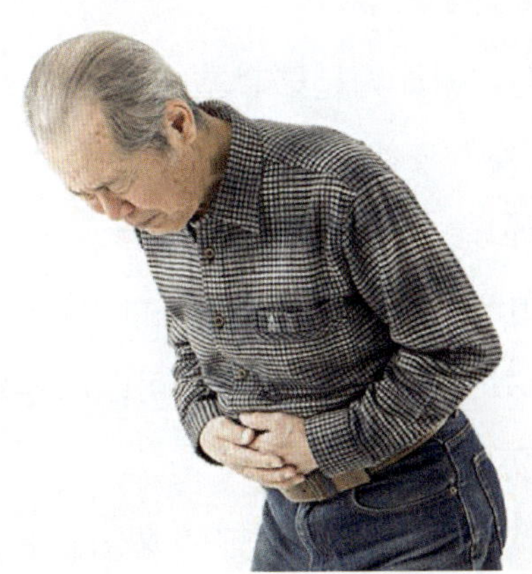

图 3-3　老年人不舒服

## 2. 感官障碍

感官障碍一般存在于视力或听力有困难的人群。如果一个人看不清，可能会错过如摇头或点头之类的非语言信号。同样，如果一个人听力不好，则可能无法分辨其他人在说什么。

## 3. 行话障碍

行话是指专业术语。如果接收信息的人不懂得行话，则行话可能会成为沟通的障碍。如果被告知患有“牙本质过敏”，一个人可能会感到害怕。但如果医生说他们有“牙疼”，那听起来就不那么吓人了。

## 4. 缩略语障碍

医学中经常会使用缩略语，如 MI 代表心肌梗死，TB 代表结核病，NICU 代表新生儿重症监护室。缩略语只有在对方清楚它们的含义时才有助于沟通，否则会阻碍沟通。

## 5. 精神健康障碍

精神健康问题特别是精神疾病可能会影响交流。如果精神疾病患者处于用药阶段，则其理解力可能会受到影响。

## 6. 学习困难障碍

有学习困难障碍的人有时难以表达自己的想法，如他们可能无法理解接收的信息或记住事情。照护者与阿尔茨海默病患者进行交流时需要耐心和理解，因为他们通常不记得刚刚说过的话，照护者需要多次重复。

## 四、沟通能力的培养方法

在照护工作中，良好的沟通能力是最基本的素质和必不可少的工具。加强对沟通能力的培养是做好照护工作的有效途径。

### 1. 营造良好的沟通环境

合理选择沟通的时间和地点，不要在他人面前大声讨论个人问题。确保有充足的光线，最好是自然光线，并且环境安静，这样可以清晰地看到和听到。

### 2. 保持文化敏感，防止误会

了解不同的文化及其沟通方式，注意不同文化的差异，尤其是手语和肢体语言；务必确定是否理解沟通内容；尝试运用不同的方式来传达信息，并鼓励对方也这样做。

### 3. 在实践中提高能力

沟通不仅是一门课程，更是一种能力。只有多实践、多训练、多应用，才能真正掌握并成为自己的一种行为习惯。照护者不但要在课堂上认真学习、训练，而且要在课堂外和生活中总结经验，主动参加社会实践、医院见习、学生标准化患者（Standardized Patient，SP）模拟训练等实践活动来提高自己的沟通能力。

### 4. 努力学习各种沟通技巧

态度决定一切，有了正确的认识，就要采取积极主动的态度去学习沟通的基本内容、方法和技能，不断提高自己的沟通能力。

#### （1）学会换位思考

换位思考是设身处地地为他人着想、理解至上的一种处理人际关系的思考方式。人与人之间要互相理解、信任，要学会换位思考，这是有效沟通的基础。

#### （2）保持良好仪表

照护者保持服装整洁、仪表端庄可以使人感觉受到尊重；保持微笑会淡化彼此的陌生感，拉近彼此的距离，使照护对象感到温暖，对照护者产生信任。

#### （3）善于倾听

与照护对象沟通时，照护者要表现出真诚和专注，不轻易打断他人，可以在合适的时机对对方加以肯定和鼓励，如“您说得对”“您真棒”等。

#### （4）善于运用肢体安抚和眼神交流

在沟通过程中，当照护对象情绪激动或悲伤时，照护者可以通过适当的肢体安抚（如拉手、拥抱等）（图 3-4）和眼神交流（图 3-5）来传递爱和鼓励，使照护对象对其产生信任，以促进沟通。

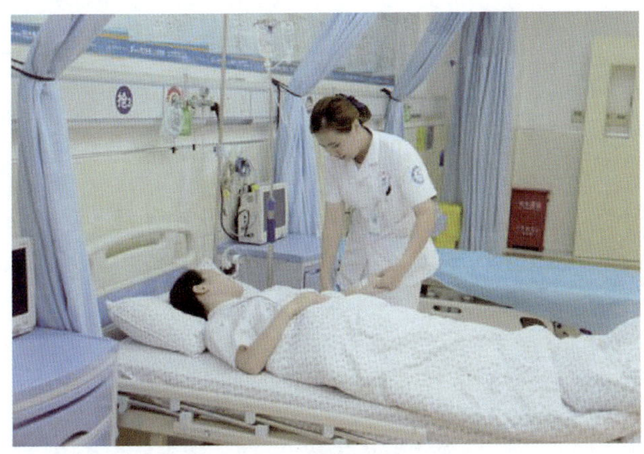

图 3-4　肢体安抚

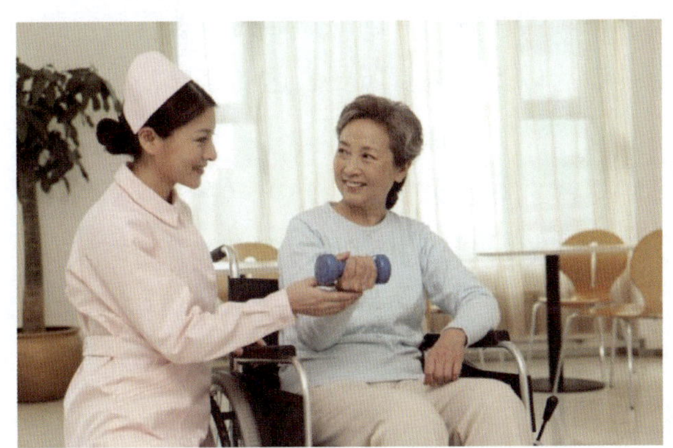

图 3-5　眼神交流

## 5. 不同情况下的沟通技巧

### （1）应对视力障碍者的沟通技巧

对于视力减弱的照护对象，照护者在沟通时可以询问对方能看到什么，帮助他们戴上合适的眼镜；确保沟通时有足够的光线，面对面地进行沟通；提供一些必需的辅助工具或设备，如放大镜等，尤其是在阅读或写字时。如果他们是盲人，照护者应近距离地和他们待在一起，使用语言描述周围的环境，并帮助他们通过触摸来探索事物。如果护送盲人行走，照护者需要告诉他们要去的地方和方向，给他们提供清晰的指引。

（2）应对听力障碍者的沟通技巧

对于听力障碍者，照护者可以帮助他们佩戴助听器或矫正器，并将其调整到正确的水平；确保与他们面对面交谈；不要大声喊叫，要缓慢、清晰地说话，以留出时间让他们读出你的唇语；还可以使用图片或文字书写表达信息，或者使用手语翻译。

（3）应对言语障碍者的沟通技巧

面对各种疾病造成的失语症患者，照护者可以使用图片和符号来进行沟通。对于理解性失语症患者，照护者应注意用词和语句的结构，避免复杂和抽象，不用专业术语或缩略语。

（4）应对情绪异常者的沟通技巧

照护者在照护过程中应注意观察照护对象的情绪，识别其焦虑和抑郁的表现；保持镇静，说话友善，这将有助于照护对象自我控制。当照护对象感到紧张时，照护者可以根据情况使用温和、幽默的语言来缓解其紧张感，但注意不要一开始就开玩笑。照护者可以多次重复所要表达的信息，以确保照护对象理解或者没有忘记。

（5）应对智力障碍者的沟通技巧

照护者应了解工作领域中最常见的智力障碍类型。如果照护者主要照护老年人，则可能需要更多地了解如何与阿尔茨海默病或定向力障碍患者沟通。照护者要鼓励有智力障碍的人加入一些组织寻求帮助。

## 世赛案例技能展示

1. 案例描述和任务

Dayana Tarasova 女士今年 80 岁，患有偏瘫两年，目前居住在长期照护中心接受理疗。她不能说话，在没有人帮助的情况下自己从床上移动到轮椅非常困难，所以她经常感到恼怒。她也很沮丧，吃饭不好。Tarasova 女士家里有一个大花园，她非常喜欢花。现在是早上 8 点，她还没有吃早餐。

任务：与她沟通，给她信心。

（本案例和任务来源于第 45 届世界技能大赛健康与社会照护项目技术文件。）

2. 操作步骤

问候及自我介绍→核对照护对象身份，使用写字板或手语→解释前来的目的，简述工作计划→评估照护对象感受和需求→给予恰当的回应和需求满足，如照护对象主诉疼痛，回应时语气要体现关切，进一步询问疼痛的具体信息，给予专业的处理，必要时给予肢体的安抚。

### 3. 点评

沟通技能是世界技能大赛中非常重要的一个考核部分。其中，正常的沟通考核主要侧重于沟通的方法和技巧，如通过专业的形象、语言等第一印象迅速建立相互信任的合作关系，采取恰当的沟通位置和距离，展示倾听的技巧（如眼神交流、点头或者使用肯定的语气词等），使用语言和非语言的沟通技巧，恰当的提问时机和提问方式（如开放性的问题或闭合性的问题）等。另外，针对非正常的沟通，侧重于考核失语症患者的沟通、听力或者视力障碍者的沟通、认知功能障碍者的沟通，以及一些矛盾和困难点的沟通等。沟通的最终目的都是有效传递信息，确定照护对象理解和接受。

## 小结

沟通存在于照护工作的每一个环节。有效的沟通可以增进相互理解，提高信任度和满意度，增强照护对象配合照护工作的自觉性及对照护人员的依从性，减少矛盾和冲突，构建良好的合作关系。希望大家可以通过学习理解沟通的重要性，学会运用适当的沟通技能，特别是针对沟通障碍的技巧，并经常反思和提升自己的沟通能力，努力成为一名优秀的照护工作者。

# 第 2 讲
# 营养和健康饮食

营养与饮食对人体的健康非常重要，它能保证人体的生长发育和活动能力，维持身体健康。

## 一、不同生命发展阶段人群的饮食需求

### 1. 婴幼儿期

婴儿可以依靠母乳或奶粉来满足其婴儿期所有的营养需求。母乳是婴儿最理想的饮食。母乳中包含婴儿所需的所有营养素，其中蛋白质、脂肪、碳水化合物的比例为 1 ∶ 3 ∶ 6，易于婴儿消化吸收。此外，母乳中包含多种抗体，可以保护新生儿，提高其抗病能力。母乳还干净卫生，不易引起过敏。因此，要鼓励进行母乳喂养。当母亲无法哺乳时，可以使用配方奶粉。婴儿开始添加辅食的时间是 4 ~ 6 个月，辅食添加的原则是由少到多、由稀到稠、由细到粗、由一种到多种，逐渐过渡。可以先尝试吃米糊，再添加蛋黄，然后再添加肉泥、菜泥等；可以先从根茎类蔬菜开始，如土豆、山药、南瓜、胡萝卜等，再慢慢添加其他蔬菜如绿叶菜，总的原则是选择易消化、不易过敏的食物。

### 2. 儿童期

儿童期是一个人体格发育速度稳定的阶段，是儿童摄取营养的重要时期。在这个年龄段，饮食应能满足儿童不断增长的需求，同时这一时期要帮助儿童养成良好的饮食习惯，避免过量食用甜食、碳酸饮料、高脂和含糖量高的食物。

### 3. 青春期

青春期是人生长发育的第二高峰期。青春期的孩子对能量和营养的需求量比成人高 25% ~ 50%。这个阶段饮食的营养搭配应强调均衡，食物中应含有人体所需

的各种营养成分。

### 4. 成人期

成年人需要保持健康，均衡饮食，三餐要有规律，食物种类要丰富多样，蔬菜、蛋类、肉类、粗粮、豆类互相搭配。成年人还要多运动、少饮酒、不吸烟，限制碳水化合物和脂肪的摄入，以防止心脏病、高血压、肥胖症和糖尿病的发生。

### 5. 老年期

老年人味觉下降，所以老年人的饮食要注意色、香、味俱全。老年人胃肠功能降低，所以需要多吃富含优质蛋白质、营养丰富、易消化的饮食，如鸡肉、鱼肉、羊肉、牛肉、瘦猪肉、水果、蔬菜及豆制品。新鲜蔬菜含有丰富的维生素 C 和矿物质，还有较多的纤维素，对保护心脑血管和防癌、防便秘有重要作用。老年人应少吃盐，每日盐的摄入量以 6 ~ 8 克为宜。老年人牙齿常有松动和脱落，咀嚼肌变弱，因此饭菜要做得软一些。

## 二、人体所需的营养物质

日常饮食包含七大营养素，分别是碳水化合物、蛋白质、脂肪、矿物质、纤维素、维生素和水。

### 1. 碳水化合物

碳水化合物能为人体提供能量，是细胞构成的主要成分，有调节细胞活动的功能，参与细胞的组成和多种活动。人体一旦缺乏碳水化合物，会导致乏力，如果血糖含量降低，会产生头晕、心悸、出汗、饥饿等症状。如果碳水化合物摄入过多，则会转化成脂肪储存于体内，导致肥胖，甚至引发高血压、糖尿病等多种疾病。含碳水化合物丰富的食物有谷类、薯类等。

### 2. 蛋白质

蛋白质是组成人体细胞和组织的重要成分之一，其主要功能是维持人体组织更新、生长和修复。人体中的血液、肌肉、神经、皮肤、头发等都由蛋白质组成。蛋白质分为植物蛋白和动物蛋白两种，黄豆、花生、红豆、绿豆、黑豆等富含植物蛋白，牛肉、鱼虾等富含动物蛋白。

### 3. 脂肪

脂肪是人体储能和供能的重要物质。体内有一部分脂肪在内脏周围，能够缓冲撞击、减少脏器间的摩擦，起到固定和保护内脏的作用。脂肪是构成细胞和组织的重要成分，脑神经、肾脏、血浆、生物膜等组织中也含有脂肪。此外，有些维生素也要依靠脂类才能被人体吸收。脂类的分解代谢可以为机体提供生命活动必需的脂肪酸。脂肪分为甘油三酯、胆固醇和磷脂。

### 4. 矿物质

矿物质是体内无机物的总称，主要包括常量元素和微量元素。矿物质是人体代谢中的必要物质，是构成机体组织的重要原料，如钙、镁、磷是构成骨骼和牙齿的主要原料。矿物质也是维持机体酸碱平衡和正常渗透压的必要条件。矿物质不能靠人体自身合成和产生。人体必需的矿物质主要包括钙、铁、钠、锌和镁。

### 5. 纤维素

纤维素有预防糖尿病、冠心病、肥胖症、便秘、高血压、癌症，促进肠道蠕动和保持肠道清洁等作用。

### 6. 维生素

维生素是维持人体正常生理功能所必需的一类有机物质。如果说人体是一座化工厂，不断地进行各种生化反应，那么酶就是化学反应的催化剂，维生素就是酶参与催化的辅助物质。

### 7. 水

水是生物体最重要的组成部分，人体中的水约占总体重的 65%。水可以排除体内有毒物质、帮助新陈代谢、维持有氧呼吸等。人体所有的代谢反应都离不开水，我们每天大概需要摄入 2 500 毫升的水。图 3-6 为第一届全国技能大赛健康与社会照护项目选手协助照护对象饮水。

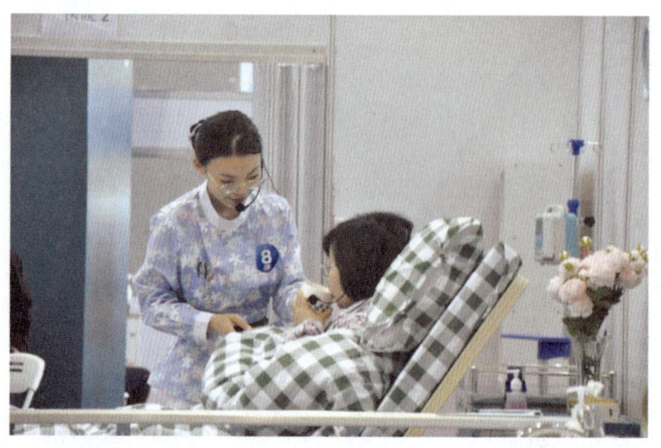

图 3-6　第一届全国技能大赛健康与社会照护项目选手协助照护对象饮水

## 三、特殊人群的饮食需求

### 1. 冠状动脉疾病患者

冠状动脉疾病患者应以低盐、低脂、低糖、适量优质蛋白及碳水化合物的清淡饮食为主，少食多餐，多吃水果和蔬菜；不宜吃咸菜、腌制品、熏肉、罐头等，因为这些食物含盐量过高，影响心脏功能；不宜吃油炸食物、肥肉、动物内脏等脂肪含量高的饮食；不宜吃生、冷、硬及辛辣食物，因为冠状动脉疾病患者经常服用的药物对胃黏膜有刺激作用，这类食物会加重对胃黏膜的损害；不宜喝浓茶或咖啡，否则会影响药物的吸收，同时会造成交感神经兴奋，导致心率增快、血压升高，加重病情；不能吸烟，可以少量饮酒。

### 2. 肥胖者

肥胖者饮食上应注意少吃高热量、高脂肪的食物，可以选择水果、蔬菜、豆制品、海产品等。

### 3. 糖尿病患者

糖尿病患者应低糖饮食，从食物中逐渐获取葡萄糖，以保持恒定的能量水平。图 3–7 为健康与社会照护项目选手对糖尿病患者进行饮食健康宣教。

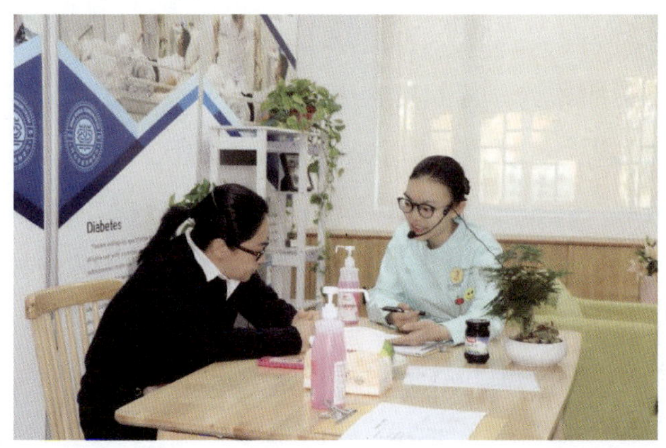


图 3–7 健康与社会照护项目选手对糖尿病患者进行饮食健康宣教

### 4. 乳糖不耐受者

乳糖不耐受者应将乳制品更换成大豆类食物，如豆浆。

### 5. 食物过敏者

食物过敏者应避免过敏原。例如，面筋 / 小麦过敏（乳糜泻）者不能食用含小麦、大麦和燕麦的食物，应换成不含麸质的食物。

### 6. 苯丙酮尿症患者

苯丙酮尿症患者应摄入特殊的低蛋白饮食。

## 世赛案例技能展示

### 1. 案例描述和任务

你在社区家庭服务部门工作，今天上晚班。你要去 Hans Kramer 先生家（地址：Kreml Road 10）帮他做晚餐。Kramer 先生今年 72 岁，是一位鳏夫，他患有心脏病和高胆固醇血症，但他仍喜欢吃肥肉。

任务：与他谈论他的饮食习惯，并列出一张购物清单。

（本案例和任务来源于第 45 届世界技能大赛健康与社会照护项目技术文件。）

### 2. 操作步骤

观察照护对象房间内的食物类型→询问照护对象饮食喜好→结合照护对象健康问题，为照护对象分析喜好食物的“好坏”→结合照护对象疾病、喜好、经济等方面因素，给予食物选择方面的指导→列举食物购买清单。

### 3. 点评

饮食和营养管理是世界技能大赛的重要考核内容之一，考核侧重于不同的人群。其中，针对普通人群的饮食和营养指导应遵循国内外指南，以均衡、营养为要素；针对慢性病（如糖尿病、高血压、帕金森等）人群的饮食和营养指导应遵循相应的疾病指南，关注饮食种类和进食方法，以避免病情加重、预防并发症等为要素。特别需要强调的是，饮食和营养具有非常丰富的文化特征与个人喜好，因此照护者必须保持沟通、评估和敏感性，了解和遵循照护对象的需求和特征，与照护对象共同制定和执行饮食和营养方案，以达到良好的照护效果。

## 小结

合理饮食是健康的基础。对营养和饮食安全认识的过程也是照护水平不断提高的过程。作为专业的健康与社会照护从业者，应了解不同生命发展阶段人群的营养需求，熟知日常饮食中所包含的营养物质，满足机体需求，以保证人体健康；同时，关注特殊人群的饮食需求，促进疾病康复。

# 第3讲
# 生活照料

生活照料的目标是满足照护对象在生理和心理上的需求，使其更加健康地生活，提高他们的生活质量。常见的生活照料技能包括清洁卫生、睡眠照护、饮食照护、排泄照护、安全保护等。

## 一、晨晚间护理

晨间和晚间护理主要包括协助更衣（即穿脱衣裤），排便处理，刷牙、漱口（为不能自理者做口腔清洁），洗脸、洗手，梳头，洗脚，会阴部清洁，整理床单位等。

### 1. 原则

（1）根据照护对象的病情和自理能力，协助其排便、洗漱及进食等。

（2）检查各种管道的引流、固定及治疗完成情况，维护管道安全和通畅。

（3）进行晨间交流，询问夜间睡眠、疼痛、呼吸情况，肠功能恢复情况及活动能力。

（4）酌情开窗通风，保持室内空气新鲜。

（5）保持居住环境安静，电视机应按时关闭。夜间巡视时，照护者要注意做到“四轻”（走路轻、说话轻、操作轻及关门轻）。

### 2. 基本要求

（1）操作前询问照护对象的清洁习惯，尊重照护对象的清洁习惯，做好解释工作，取得照护对象的配合。

（2）操作过程中尽量让照护对象参与。

## 二、协助卧床者进食

根据照护对象对营养的需求特点，及饮食、营养与疾病痊愈的关系，照护者应采取有效的措施，满足其在疾病康复过程中的营养需求，从而达到恢复和促进照护对象健康的目的。

协助卧床者进食的基本要求如下：

1. 饮水温度合适，特别是在使用吸管时，要防止发生烫伤。

2. 病情许可时最好采取坐位，以防发生呛咳或吸入性肺炎。

3. 保证照护对象每日饮水量在 1 500 毫升左右，并做好记录。

4. 对于需要增加饮水量者，照护者应向其解释目的及重要性，督促照护对象在白天饮入一天总饮水量的 3/4，以免夜间饮水过多，排尿次数增加而影响睡眠。照护对象无法一次性大量饮水时，可少量多次饮水，并注意改变液体种类，以保证液体的摄入。

5. 对于限制饮水量者，照护者应向其及家属说明限制饮水的目的及饮水量，床边放置限水标记，以取得合作。若照护对象口渴，可用湿棉球湿润口唇或滴水湿润口腔黏膜。口渴严重时，若病情允许，可采用含冰块、酸梅等方法刺激唾液分泌而止渴。

## 三、协助更换集尿袋

部分女性因会阴部肌张力下降、更年期后激素水平降低而出现尿道萎缩导致尿失禁；部分男性则因前列腺增生而造成排尿困难、慢性尿潴留等，或因膀胱、尿道肌张力降低而出现尿失禁等情况。以上与排泄有关的健康问题会直接影响照护对象的生活质量和健康。对于有留置尿管的照护对象，照护者应协助更换集尿袋，以达到预防尿路感染、预防尿盐沉积堵塞管腔的目的。

协助更换集尿袋的基本要求包括以下几项：

1. 每日定时更换集尿袋，及时倾倒集尿袋中的尿液。

2. 更换集尿袋和倾倒尿液时，集尿袋与引流管的位置不可高于膀胱，以免尿液倒流。

3. 鼓励照护对象多饮水，并协助照护对象经常更换体位。若发现尿液浑浊、有沉淀时，应及时报告护士或医生，必要时采集尿液标本送检化验。

4. 如果照护对象能离床活动，应注意妥善安置导尿管和集尿袋。

## 四、更换床单位

为照护对象更换床单位可以保持床单位整洁、美观，促进照护对象的血液循环，增加舒适感，预防压疮等。

更换床单位的基本要求包括以下几项：

1. 动作轻、稳、熟练。

2. 遵从节力原则，避免拖、拉、推等动作，注意拉好床挡，避免坠床。

3. 关爱照护对象，与照护对象有良好的沟通。

4. 能起床的照护对象，照护者可协助其离床，在更换床单位时最好暂时离开房间。在确保安全的前提下，照护者可鼓励照护对象自行整理床单位，保持整洁。

5. 避免在照护对象用餐和治疗时进行床单位更换。治疗、进食半小时前停止铺床活动。

6. 注意保暖，不过多暴露照护对象身体，以防受凉。

## 五、睡眠照护

由于身体和心理的变化，照护对象会出现睡眠质和量的改变，即睡眠障碍。照护者应积极消除影响照护对象睡眠障碍的因素，提供提高照护对象睡眠质量的照护措施，帮助照护对象拥有高质量、有规律的充足睡眠。

睡眠照护的基本要求包括以下几项：

1. 随时观察照护对象病情变化和入睡情况。

2. 动作轻稳，减少照护对象疲劳。

3. 根据照护对象情况，在身体受压部位垫海绵垫等。

4. 主动询问照护对象睡前习惯及有无特殊嗜好。

# 世赛案例技能展示

### 1. 案例描述和任务

Dayana Tarasova，女，80 岁，患有偏瘫两年，目前在长期照护中心接受理疗。她不能说话，在没有人帮助的情况下自己从床移动到轮椅非常困难，所以她经常感到恼怒。她也很沮丧，吃饭不好。Tarasova 女士家里有一个大花园，她非常喜欢花。她有 4 个孩子、6 个孙子和孙女。现在是早上 8 点，她还没有吃早餐，通常她习惯吃过早餐再进行洗漱。

任务：协助 Tarasova 女士进行晨间护理。

（本案例和任务来源于第 45 届世界技能大赛健康与社会照护项目技术文件。）

### 2. 操作步骤

确认照护对象需求→推轮椅至洗手池边→评估照护对象晨间清洁习惯，如一手拿着牙刷一手洗脸动作，由照护对象选择先后顺序→尽量鼓励照护对象使用自身最大能力来进行清洁，必要时给予协助→给予照护对象适当的鼓励和夸奖→为照护对象提供其他选择，如梳头、照镜子、涂抹护肤霜或口红等→询问照护对象感受，收拾用物。

### 3. 点评

生活照料是世界技能大赛的重点考核内容之一，其中包含各种生活照料的项目，只要是发生在日常生活中、照护对象有需要的各个生活方面的支持，均可能被包括在考核范围之内。照护者在进行生活照料的过程中，除了应用正确而恰当的方法、步骤外，更要注意：①评估照护对象的需要和获得知情同意，只有照护对象需要并愿意的情况下才可以进行生活照料；②在整个照护过程中保护照护对象的隐私和安全，随时关注照护对象的感受、体验和需求变化；③尽可能利用照护对象现有的功能和能力，鼓励和支持其最大限度地自理，仅在需要的时候给予帮助，而不是简单代替；④给予照护对象选择和表达个人意愿及喜好的机会，从毛巾的颜色、肥皂的香味、梳子的种类、不同的衣服鞋袜等细节中体现。

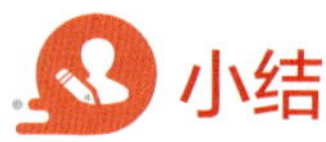

## 小结

年龄的增长或疾病的因素往往会使照护对象生活自理能力降低，日常生活活动受到很大限制，严重影响照护对象的生活质量，甚至会引起一系列的并发症。生活照料需求是照护对象最基础的生存需求，关系到照护对象的健康和尊严。生活照料水平的高低与照护对象的生活质量有着密切的关系。因此，照护者需要不断提升照护技能，提高照护服务水平。

# 第 4 讲
# 基 础 照 护

基础照护是指照护者应用照护的基本知识和实践技能，满足照护对象的基本生活、治疗和心理需要。基础照护主要包括用药照护、冷热应用、口腔护理、雾化吸入给药、测量生命体征、测量血糖、疼痛管理、伤口换药及应急救护等，此外还包括对临终对象实施临终关怀照护、遗体照料等。

## 一、用药照护

药物治疗是预防疾病、治疗疾病和维护健康的主要手段。为了保证正确安全地给药，照护者需要了解照护对象的疾病特点和用药的基本知识，掌握用药照护的目的、用药原则、给药的方法和技能，准确评估照护对象用药后的疗效与反应等。给药的途径包括口服给药、灌肠、雾化吸入给药及通过眼、耳、鼻等部位局部用药等。

用药照护的基本要求包括以下几项：

1. 遵医嘱给药。
2. 给药前了解所用药物的作用、性质、剂量、用药时间、副作用等。
3. 用药前了解照护对象的疾病和目前的治疗方案。
4. 安全、准确用药：需要做到“三查、七对、一注意”。

（1）“三查”指操作前、操作中、操作后均需要进行查对。

（2）“七对”指核对床号、姓名、药名、药物浓度、剂量、用法和用药时间。

（3）“一注意”指注意用药后的反应，并及时记录。

## 二、冷热应用

冷热应用是指利用低于或者高于人体温度的物质作用于人体局部或全身，通过神经传导引起皮肤和内脏器官的收缩和舒张，从而改变机体各系统体液循环和新陈代谢的一种物理治疗方法。冷的应用可以减轻疼痛，减轻局部充血或出血，控制炎症扩散，降低体温等。热的应用可以促进浅表炎症的消散和局限，缓解疼痛，减轻深部组织充血，保暖等。

冷热应用的基本要求包括以下几项：

1. 在炎症急性期，有红肿热痛可以选择冷疗，如使用冰袋、冰囊、冷毛巾等。但应该注意：当大片组织受损、局部血液循环不良、皮肤颜色青紫时不宜用冷。

2. 慢性炎症或深部有化脓病症时，不宜用冷；枕后、耳郭、阴囊、心前区、腹部、足底等部位避免用冷。

3. 如果处于慢性炎症期，可以采用热疗，利用热传导促进血液循环，帮助炎症吸收或促进消散。热疗可作用于深层组织，使痉挛的肌肉松弛而止痛。

4. 急性腹部疾病尚未明确诊断前不宜应用热疗，面部危险三角区感染化脓时禁用热疗，各种脏器内出血或软组织挫伤或扭伤初期禁用热疗。

因此，照护者必须了解冷热应用的相关知识，正确应用冷热疗法，防止发生不良反应，确保照护对象安全。

## 三、口腔护理

世界卫生组织制定的牙齿健康标准具体包括：牙齿要清洁，没有龋齿，没有疼痛感，牙龈的颜色为正常的粉红色，没有出血的现象。当患病、进餐或饮水量少及食物残渣滞留时，口腔内有大量细菌繁殖，易引起口腔内局部炎症、溃疡、口臭及其他并发症。因此，照护对象需要得到口腔护理的指导和帮助。

口腔护理的目的是维持口腔清洁、减少口腔感染机会、清除口臭、增进食欲等。常用的口腔护理技能包括漱口、刷牙、使用棉棒擦拭及义齿清洁。

### 1. 协助照护对象漱口

漱口时体位宜选侧卧位或半坐卧位，可于口角边垫毛巾，以避免打湿被服。照护对象可以直接含饮或用吸管引漱口水至口腔后闭紧双唇，用一定力量鼓动颊部，使漱口水在牙缝内外来回流动冲刷后倾吐漱口水至容器内，反复多次进行漱口。最后，照护者擦拭照护对象口角水痕，整理床单位。需要注意的是，每次含漱口水的量不可过多，避免发生呛咳或误吸。

### 2. 协助照护对象刷牙

刷牙时，宜采取坐位，身体前倾。照护者可指导照护对象咬合上下牙齿，采用竖刷法刷洗牙齿外侧面，然后张开口腔，上牙自上而下刷，下牙自下而上刷，刷洗牙齿内侧面，螺旋形刷洗牙齿咬合面。刷牙时间不少于 3 分钟，刷牙后要再次漱口。最后照护者协助擦拭口角并整理用物，协助照护对象取舒适体位。

### 3. 使用棉棒擦拭口腔

当照护对象由于疾病原因而无法自行进行口腔清洁时，照护者应协助照护对象取侧卧位或平卧位，头偏向一侧，毛巾垫于颌下及胸前，污物碗置于枕边。照护者擦拭的顺序为口唇→牙齿外侧面→牙齿内侧面→牙齿咬合面→牙龈→两侧颊部→上腭、舌面和舌下。注意，棉棒不可蘸水过多，避免发生呛咳；擦拭上颚及舌面时，位置不可太靠近咽部，以免引起呕吐反应。

### 4. 义齿清洁

照护者可以在流动水下刷洗义齿，并使用义齿专用清洗液进行浸泡、清洗。不可使用热水浸泡或使用酒精擦洗义齿，以免发生变形或产生裂纹。当夜间或者照护对象不佩戴义齿时，可将义齿放在清洁的冷水杯中保存。

## 四、雾化吸入给药

雾化吸入法是指应用雾化装置将药液分散成细小的雾滴并以气雾状喷出，经鼻或口吸入达到治疗效果的给药方法。雾化吸入法的目的是预防和治疗呼吸道感染，消除炎症和水肿；解除支气管痉挛，使气道通畅，改善通气功能；湿化气道，稀化痰液，帮助祛痰。

常用的雾化吸入法有氧气雾化吸入法和超声波雾化吸入法。

### 1. 氧气雾化吸入法

氧气雾化吸入法是指利用高速氧气（压缩空气）气流使药液成雾状并随吸气过程进入呼吸道的吸入方法。无论是氧气雾化吸入法还是超声雾化吸入法，在进行给药前都需要评估照护对象的年龄、病情、意识状态，有无呼吸困难、咳嗽等情况，以确定是否可以进行雾化吸入。备药时，将药液稀释至 5 mL 以内并注入氧气雾化器内，氧气流量调节为 6 ~ 8 L/min，注意氧气湿化瓶内不放水。照护对象应取坐位或者半卧位，将吸气管放入口中，紧闭口唇，深吸气，再屏气 1 ~ 2 秒，用鼻子呼气；吸闭，取下雾化器，关闭氧气，漱口。

### 2. 超声波雾化吸入法

超声波雾化吸入法是指应用超声波声能将药液变成细微的气雾，经由呼吸道吸入从而达到治疗目的的吸入方法。在备物时，将水槽内加入 250 ~ 300 mL 的凉开水或者蒸馏水，将配好的药液放入雾化罐内。接通电源后，需要打开开关，预热 3 分钟，调节定时开关至 15 ~ 20 分钟；接着，将面罩覆盖口鼻或将口含嘴放入口中，调节雾量至中档。吸入完毕后，取下雾化管，先关雾化开关，再关电源开关，最后漱口及擦拭。

## 五、测量生命体征

生命体征是机体内在活动的一种客观反映，是衡量机体状况的指标，主要包括体温、脉搏、呼吸、血压。通过观察生命体征的变化，可以监测机体的健康状况，了解疾病的发生和发展规律。

### 1. 测量体温

体温测量常选用水银体温计、电子体温计、耳温计和额温计，疫情防控时期非接触式额温计应用较为广泛。非接触式额温计利用远红外的感应功能，将红外辐射能量转换为电能后进行电信号处理从而得到人体温度信息。它可以快速、便捷地测量体温，并能避免交叉感染。水银体温计和电子体温计使用时需要根据照护对象的疾病情况、配合程度来选择合适的测量部位（如腋窝、口腔、肛门），此类温度计尽量专人专用，每次用完后按要求使用酒精消毒。成年人腋窝正常温度为 36 ~ 37 ℃。

### 2. 测量脉搏

测量脉搏的部位通常选择桡动脉、颈动脉和肱动脉等。测量时，照护者的食指和中指放于照护对象的动脉搏动处，测量 30 秒或 1 分钟。成人正常脉搏为 60 ~ 100 次 / 分。

### 3. 测量呼吸

一般在测量脉搏完成后测量呼吸，照护者观察照护对象胸部或者腹部的起伏，通常测量 30 秒，呼吸异常者测量 1 分钟。对于呼吸弱不易察觉的危重病患者，照护者可将少许棉花置于照护对象鼻孔处，观察棉花被吹动的次数。正常成年人安静时的呼吸频率为 16 ~ 20 次 / 分。

### 4. 测量血压

常用的血压计主要有水银血压计、表式血压计和电子血压计。测量血压前 30

分钟，照护对象应避免剧烈活动、情绪激动等。测量血压一般选择健侧肢体上肢，袖带下缘距离肘关节 2 ～ 3 cm，袖带缠绕松紧度以能插入一指为宜。测量完毕后，将血压计向右倾斜 45° 关闭水银槽。正常成年人安静状态下的血压范围为收缩压 90 ～ 139 毫米汞柱，舒张压 60 ～ 89 毫米汞柱。

### 5. 测量体重

测量体重常用的工具是体重秤。照护者需要选择经过国家检验的合格产品，体重秤的敏感度一般要达到 0.1 千克，并且应按照要求在测量前进行校准。测量体重时选择固定的时间和方式，如清晨起床排便后、早餐前或沐浴后赤脚穿内衣裤时进行称量，并做好记录以便于比较。某些水钠潴留引起的体重变化可能早于生命体征的改变，这种情况下照护者需要特别注意，发现问题及时与照护对象和医生沟通。

## 六、测量血糖

糖尿病管理中的“五驾马车”：饮食、运动、药物、监测和宣教。在监测中的一个重要方面就是血糖监测。血糖监测的意义包括以下几项：①及时反映血糖的变化，包括高血糖、低血糖等情况；②与健康教育结合，使患者掌握自我调节药物剂量、方案的方法；③作为日常管理的一个“抓手”，促进糖尿病管理的有效持续进行。

目前用于血糖检测的方法有医院大型生化仪器检测静脉血浆或血清葡萄糖、快速血糖检测仪检测手指或耳垂毛细血管全血葡萄糖及动态血糖仪检测组织液葡萄糖三种。居家通常选择快速血糖检测仪，利用快速血糖检测仪、试纸条、采血针、消毒酒精即可快速测量血糖。血糖测量的时机通常为每餐前空腹血糖、餐后 2 小时血糖，有时还需要测量睡前血糖。

## 七、疼痛管理

疼痛是一种与组织损伤或潜在组织损伤相关的感觉、情感、认知和社会维度的痛苦体验，是机体对损伤或潜在损伤的重要反射信号和不愉快体验。评估疼痛的常用方法主要有数字分级法（NRS）、主诉疼痛程度分级法（VRS）、视觉模拟法（VAS 划线法）和疼痛强度评分 Wong-Baker 脸（脸谱评分法）四种。

疼痛管理不仅可以促进照护对象舒适，而且是缓解机体应激、促进疾病恢复的重要手段。术后痛可以选用以上四种方法评估疼痛，遵医嘱给予止痛药，同时配合非药物止痛方法，如转移止痛法(如听音乐、聊天、玩电子产品等)、放松止痛法(如深呼吸练习)、物理止痛法（如按摩、冰敷、红外线烤灯等)。

## 八、临终关怀

由于年龄、文化程度、性格、社会家庭背景、经济状况等的差别，临终者面临死亡时会产生一系列强烈而复杂的心理变化。这种变化通常经历五个心理反应阶段，即否认期、愤怒期、协议期、忧郁期和接受期。

### 1. 目的

临终关怀的目的是为临终者及其家属提供心理上的关怀与安慰，帮助临终者减少或解除躯体上的痛苦，缓解其恐惧感，维护其尊严，提高其生命质量，使其平静、安宁、舒适地抵达人生的终点。

### 2. 基本要求

照护者可以采取肢体语言为临终者提供慰藉支持，做好基础照护工作，促进其舒适，满足其卫生、饮食、排泄等需求。照护者应结合临终者的职业、家庭、兴趣、信仰等，对其进行适当的心理疏导，使其在人生的最后阶段能够平静、安详，甚至有幸福感地离去。

## 世赛案例技能展示

### 1. 案例描述和任务

Amanda 女士，35 岁，已婚，有两个孩子。Amanda 女士被诊断为右侧乳腺癌，今天是乳房切除术后的第三天，医生已经查过房，按计划 Amanda 女士将于近日出院。今天上午，她感到伤口疼痛，不太舒服。现在是早上 9 点，你是她的护士长。

任务：

（1）根据 OLDCART 进行疼痛评估。

（2）遵医嘱给予止痛药。

（本案例和任务来源于第 45 届世界技能大赛健康与社会照护项目全国选拔赛技术文件。）

### 2. 操作步骤

（1）O：onset 何时疼痛发作→ L：Location 疼痛部位→ D：Duration 疼痛持续

时间→C：Characteristics 疼痛特点→A：Aggravating factors 疼痛加重因素→R：Relieving factors 疼痛缓解因素→T：Treatment previously tried 以前接受的疼痛治疗主诉。

（2）正确核对服药单和照护对象（核对药物的名称、用药途径、给药时间、照护对象的信息、服药的剂量、登记签字）→解释药物的相关信息（如药物的作用、副作用、服用方法及注意事项等）→病情许可，调整服药体位→服药，必要时检查口腔是否残留药片→再次核对照护对象信息。

3. 点评

本讲采用“基础照护”这一国内通行的名称，等同于世界技能大赛考核内容中的医疗相关照护任务描述，如 Medical tasks。相对而言，医疗相关照护任务的风险性更高，需要掌握不同的角色和界限，避免跨越职责范围。不同的基础照护任务又有相应的、详尽的操作原则和要求，需要照护者知晓、理解和准确使用。基础照护考核要素的侧重点是安全、正确、有效。例如，照护者协助服药时，应熟悉药品管理的相应法律法规和护理常规，正确核对、给药，以及观察药物疗效和副作用；同时，针对不同环境、不同年龄及特征的照护对象，照护者应做好药品安全管理，正确储存药物，必要提醒，出现误服、漏服及时处置等工作。

## 小结

基础照护通过运用专业照护技术为照护对象提供生活帮助、解除疾病痛苦、促进舒适，同时创造清洁、安全的日常环境，满足照护对象生活、治疗和心理需求，从而有效提高照护对象的生活质量。

# 第 5 讲
# 康复照护

康复照护的目标是维持照护对象健侧部分的身体功能，协助照护对象患侧进行康复训练，使家属了解照护对象的需求，协助照护对象完成独立的自我照顾，以使照护对象功能恢复和再建，提高其生存质量，并为其回归社会创造条件。康复照护的方式是将“替代护理”变为“自我护理”。

康复照护主要包括助行器的使用、穿脱衣训练、体位摆放和转换、关节活动度训练、呼吸训练、吞咽训练、认知功能训练、日常生活活动指导训练等。

## 一、助行器的使用

常用的助行器主要包括手杖、拐杖、步行器和轮椅四种类型。

### 1. 目的

（1）完成日常生活和工作需要的行走辅助。

（2）分担体重，减轻下肢关节负荷。

（3）扩大下肢支撑面积，维持平衡，保证步行安全，增强肌力和耐力。

（4）锻炼上肢伸肌及有关肌肉，增强肌力和全身耐力。

### 2. 基本要求

（1）使用前告知照护对象使用助行器的意义和重要性，做好解释工作，取得照护对象的配合。

（2）告知照护对象在使用助行器时避免重心过于前倾或后仰，以防跌倒。

（3）嘱咐照护对象在使用助行器后如有不适及时告知照护者。

## 二、穿脱衣训练

### 1. 目的

穿脱衣是照护对象日常生活的一个重要组成部分。帮助照护对象进行穿脱衣训练可以减轻因功能障碍对照护对象生活造成的影响，给活动受限者更多的希望，使其尽量恢复独立生活的能力。

### 2. 基本要求

（1）帮助照护对象选择大小、松紧、厚薄适宜的衣物，以使其穿着舒适、穿脱方便。

（2）偏瘫者穿衣时应先穿患肢后穿健肢，脱衣时应先脱健肢后脱患肢。

（3）将照护对象衣服上的纽扣换成尼龙搭扣或大按扣，裤带选用松紧带，以方便操作。

（4）袜子和鞋应放在照护对象容易触碰的地方，并且位置要固定。

## 三、床上翻身训练

### 1. 目的

很多人因为伤病需要长期卧床，无法自行变换体位或起床活动。长期卧床会导致身体重量长期压迫某处组织，影响该处的血液循环，导致压疮。因此，照护者应定期协助照护对象进行体位转换，预防并发症的发生。协助翻身侧卧，即协助不能自行更换体位的照护对象由仰卧位转换为侧卧位，增进照护对象的舒适感，并有效预防压疮、坠积性肺炎等并发症，同时便于进行治疗与护理，如背部皮肤护理、更换床单位等。

### 2. 基本要求

（1）帮助照护对象翻身时，切忌拖、拉、推等动作，应将照护对象身体稍抬起后再移动，以免擦伤皮肤。翻身后帮助照护对象调整好卧位，用软枕垫好背部及膝下，以维持舒适体位。两人协助翻身时，动作要协调、轻稳。

（2）根据病情及皮肤受压情况确定翻身间隔时间，一般每 2 小时至少翻身一次。如果发现皮肤发红或破损，应及时处理并增加翻身次数，同时做好交接班工作。

（3）注意节力原则，操作时照护者应两脚分开以扩大支撑面，屈膝保持身体稳定性，翻身时尽量让照护对象靠近照护者，以减小阻力臂。

（4）对于有引流管、输液装置等特殊情况的照护对象，翻身时应妥当安置，翻身后仔细检查管道是否脱落或受压阻塞。

## 四、床椅转移训练

### 1. 目的

（1）协助更换体位，使肢体的伸肌和屈肌张力达到平衡，预防压疮、坠积性肺炎、肌肉痉挛等并发症的发生。

（2）协助瘫痪者完成各项日常生活活动，提高生存质量。

### 2. 基本要求

（1）操作前首先检查轮椅是否完好，备用。

（2）评估照护对象的关节活动度、肌张力和平衡能力。

（3）根据照护对象的情况，选择合适的方式指导其坐入轮椅中。

（4）注意良肢位的摆放和正确的坐姿。

## 五、关节活动度训练

### 1. 目的

（1）维持正常的活动范围。

（2）促进运动受限关节功能恢复。

### 2. 基本要求

（1）在功能评定的基础上决定训练的形式，如被动训练、主动辅助训练和主动训练等。

（2）照护对象处于舒适体位，必要时除去影响活动的衣服、夹板等固定物。

（3）对过度活动的关节、近期骨折的部位或麻痹的肢体等结构完整性较差的部位予以支持。

（4）施力不应超过有明显疼痛范围的极限。

（5）在训练中和训练后应注意观察照护对象的总体状况，注意生命体征、活动部分的皮肤温度和颜色改变及关节活动度和疼痛等变化。

## 六、呼吸训练

### 1. 目的

（1）促进呼吸功能恢复。

（2）通过吸入空气促进肋间外肌和膈肌收缩，使胸廓和肺的容量增大，帮助恢复肺功能。

### 2. 呼吸训练器三球仪（图 3-8）使用的基本要求

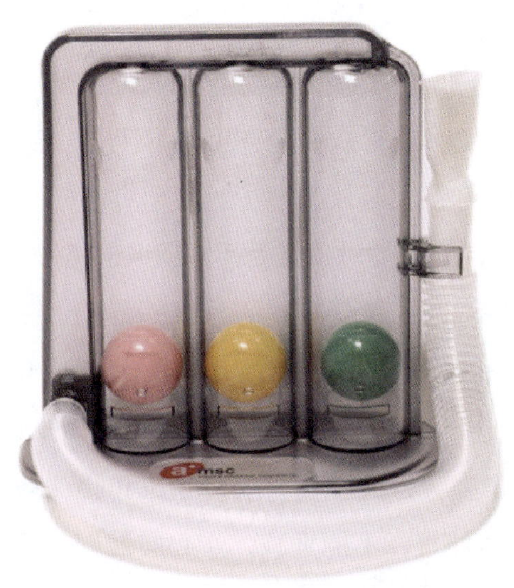

图 3-8　呼吸训练器三球仪

（1）根据说明书，采用正确的方法：包括正确的连接和摆放；指导正确使用，特别强调含住咬嘴吸气。

（2）鼓励坚持和循序渐进，重点包括：每次训练 10 ~ 15 分钟，每天 3 ~ 5 次。根据产品标识，不同颜色的小球代表不同的容量刻度，如 600 毫升、900 毫升、1 200 毫升，从低到高逐渐加量，三球都升到顶部则表示肺活量接近正常。

（3）遵循专业人士指导，观察训练效果，如有不适立即汇报。

## 世赛案例技能展示

### 1. 案例描述和任务

Schmidt 先生，43 岁，有 15 年高血压病史。4 天前，他突发右侧肢体乏力和头痛，被诊断为脑血管意外（CVA），入住神经内科病房。经过初步治疗，他的生命体征和情况稳定，但右侧瘫痪。现在是早上 9 点，你今天是他的责任护士。

任务：

（1）协助 Schmidt 先生更换上衣。

（2）协助 Schmidt 先生翻身取舒适卧位。

（本案例和任务来源于第 45 届世界技能大赛健康与社会照护项目全国选拔赛技术文件。）

### 2. 操作步骤

（1）站在照护对象患侧与其交流→解释穿脱衣的技巧和对肢体功能恢复的意义→征得同意后，取合适体位，通常病情允许可采取坐位→协助照护对象脱衣，先脱健侧，再脱患侧→穿衣时可将衣服放于照护对象前方，先穿患侧，再穿健侧→协助照护对象扣上衣服纽扣→询问照护对象感受，协助取舒适卧位。

（2）向照护对象讲解良肢体位摆放的意义→结合照护对象意愿和疾病要求选择摆放体位→患侧卧位：患侧肩向前伸、肩关节弯曲角度小于 90°，肘伸直，手指张开，掌心向上，患侧下肢膝盖略弯曲，髋关节伸直，踝关节背屈，保持 90°；健侧下肢保持踏步姿势，放于枕头上，膝盖和脚踝略弯曲。健侧卧位：患肢肩向前伸，保持 100°，肘伸直，不能垂腕，掌心向健侧，患侧下肢膝盖和髋部略弯曲，下肢放于枕头上，避免足内翻→在背部、膝部、胸前放软枕或体位垫→询问照护对象感受。

### 3. 点评

在世界技能大赛中，不仅考核较为专业的康复治疗方法和技巧，而且考核照护者是否可以尽最大可能帮助照护对象在身体上、心理上和社会上从疾病或功能丧失的困扰中得到支持和帮助，重新走向生活、工作和社会。因此，照护者可以在更为宽泛的层面开展工作，但要分清照护人员与专业康复医生和治疗师的职责范围，不可越界，以免给照护对象带来风险。康复照护考核的要素包括日常生活能力的训练，即正常骨骼、关节和肌肉的活动训练，要求评估需求、遵从意愿、方法正确、循序渐进、持之以恒、关注效果和变化等；还包括在专业康复人员的指导下，遵从方案协助和支持照护对象完成更为专业的康复训练。

## 小结

康复照护有助于照护对象恢复残余机能、减轻致残因素造成的不便，可以尽量提高其活动能力和生活自理能力，减少并发症的发生，甚至能使照护对象重新参加社会活动。因此，照护者应了解照护对象残余功能的性质、程度和范围，在总体康复治疗计划下，结合照护工作特点，坚持不懈、持之以恒地对照护对象进行功能训练，促进其功能恢复。

# 第6讲
# 感染控制

患者密集的地方最容易产生病原微生物污染，从而为疾病的传播提供外部条件，造成感染的发生。感染会给人类带来严重伤害，但只要护理管理严格、实施预防措施，感染发生就会减少。为此，必须采取综合性措施来预防和控制感染的发生。

## 一、感染的概念

感染是指病原微生物侵入机体，并在机体内大量繁殖引起的一系列病理反应。感染分为内源性感染（自身感染）和外源性感染。内源性感染是指由于患者自身免疫功能下降，导致体内正常的菌群失调而引起的感染。外源性感染是指受环境或者其他人的传染所导致的病原微生物侵袭而引起的交叉感染或环境感染。

## 二、感染的诱发因素

### 1. 感染控制规章制度不健全

感染控制规章制度不健全，工作人员不能严格地执行无菌操作技术和消毒隔离制度，缺乏对消毒灭菌效果的监测，导致感染不能被有效控制。

### 2. 易感人群增加

随着医疗水平的提高，许多疾病的治愈率和患者的存活时间也相对延长。由于患者大多数是年老体弱者，长期的治疗使得其机体免疫力相对低下，导致感染的概率增加。

### 3. 免疫抑制剂的使用

使用激素、免疫抑制剂、化疗药物或接受放疗后，患者自身免疫机能下降，易发生感染。

### 4. 抗生素滥用

治疗中使用大量或多种抗生素，引起患者机体内菌群失调，产生耐药性，导致患者容易感染。

### 5. 侵入性诊治手段增多

目前临床上侵入性诊治手段不断增多，如内窥镜、各种导管、气管插管、吸入装置、监控仪器等。在治疗的过程中，这些设备容易把外界的病原微生物带入患者体内，损伤人体的防御屏障，导致患者感染。

## 三、感染的预防和控制

### 1. 健全感染管理制度

建立健全的感染管理体系，规范和落实各项规章制度。成立感染管理科，安排专职人员负责感染管理工作，全面开展感染监测。管理者制定消毒隔离制度、无菌技术操作规程及探视制度等。要求每一名医护人员都必须严格执行感染管理制度、常规及实施细则，并劝告患者和探视者共同遵守。对监测结果进行汇总、分析、统计并给予反馈。加大监管力度，将感染管理工作纳入工作质量考核中，从而保证各项制度的实施和落实。

### 2. 完善感染监测

根据情况开展感染监测工作。通过监测可以分析感染的原因，发现监管的不足之处，评价感染预防措施的效果。监测内容主要包括菌株抗药性监测、空气监测、物体表面监测、环境监测、消毒灭菌效果监测、保洁工作监测、医疗器械监测、传染源监测、规章制度执行监测等。应安排专职人员定期监测并详细记录发现的问题，并进行统一反馈、分析和整改。

### 3. 改善工作人员的卫生与健康条件

要提高工作人员预防医院感染的意识，时时刻刻做好个人防护。主要方法是穿戴防护装备，如隔离衣、隔离帽、鞋套、无菌手套、口罩等。主要目的是防止将病原菌传给工作人员或者其他患者。此外，还要定期对所有工作人员进行健康体检，如有传染病应立即报告并实施相应的处理措施。

### 4. 加强清洁卫生工作

医疗健康机构所有地点均应进行卫生清洁。卫生清洁工作包括擦拭物体表面灰尘和污垢，还包括对蚊虫、苍蝇、蟑螂、鼠类等的防治。清洁卫生工作不要在患者进食或者进行诊疗时进行，清洁动作幅度不宜过大，避免扬起灰尘，扩散感染源。患者的床上用品(如被芯、被褥、床单、病床隔帘、床垫、枕头等)应做到专人专用，定期清洗消毒，如遇污染及时更换、清洗、消毒。

### 5. 采取合理的治疗方法

遵照《抗菌药物临床应用管理办法》有关规定，结合抗菌药物的用药指征，合理选用抗菌药物。不乱用抗生素、免疫抑制剂、激素、化疗药物等，用后要采取相应的保护措施。定期监测患者的自身免疫情况或白细胞动态。使用侵入性诊疗设备时要严格做好消毒灭菌工作，严格遵守无菌操作技术要求。

### 6. 消毒药械、一次性医疗器械、防护用物监测

使用经卫生行政部门批准合格的一次性医疗器械、防护用物和消毒器械，并定期进行检查，禁止使用过期或无合格证件的医疗用物。一次性医疗用物不可重复使用。使用前检查包装是否完好，是否在有效期内，有无污损。严格履行质量检查与审核程序，并对其储存、使用和使用后的处理进行监督，确保安全。

### 7. 医疗废物处理监测

医疗废物是指诊疗过程中产生的具有直接或间接感染性、毒性和危害性的废物，是具有高度危害的废弃物，包括手术中切割的病变组织、外科包扎产生的废物、用过的一次性医疗用物、医疗机构排放的废水等。所有的医疗废物必须由取得当地环保部门颁发的危险物品经营许可证的集中和处置单位统一收集处理，并由专人使用专用的转运工具按照确定的时间和路线转运到指定贮存地点。医疗废物不得露天堆放，应封闭暂存，防止渗漏和雨水冲刷，避免阳光直射。转运医疗垃圾工作者应做好个人防护措施，单位安排定期体检。医疗废物应按照规定分类放置，禁止和生活垃圾放在一起，应放于专用包装物或密闭容器内（图 3-9），且须有明显的警示标识和警示说明。传染病患者的生活垃圾应按照医疗废物进行管理和处置。锐器不能和其他废弃物混放，必须进行消毒毁形，置入锐器容器中集中处理。排放的污水、传染病患者的排泄物应当严格消毒，达到国家规定的排放标准后方可排入污水处理系统。所有医疗废物应严格管理，定期检查，做好记录。

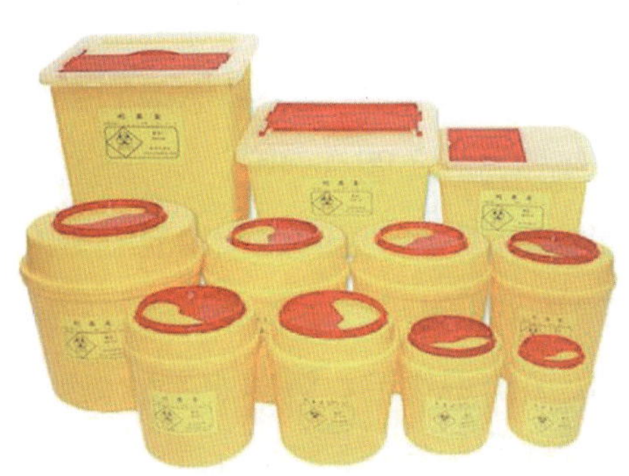

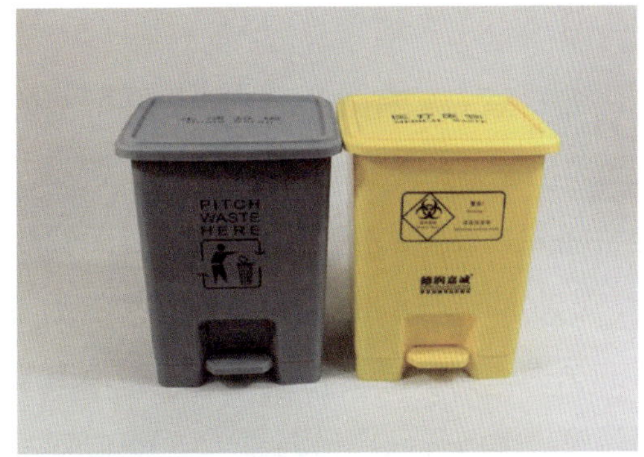


图 3–9 医疗废物垃圾桶

## 8. 严格执行手卫生规范

洗手是预防感染最有效的方法之一。医疗健康机构应制定手部卫生管理制度和实施规范，配置有效、便捷的手卫生设备和设施，方便医务人员和患者使用；还要有醒目的手卫生标识，包括洗手流程图和洗手图示等。医护人员应在接触患者前后、摘手套后、操作前后，接触患者体液、破损皮肤或者伤口敷料后洗手；要采用流动的水洗手，双手充分浸湿后取适量洗手液或肥皂均匀涂抹至整个手掌、手背、手指和指缝，每次洗手不少于 15 秒。正确的洗手应遵循“七步洗手法”（图 3–10）。

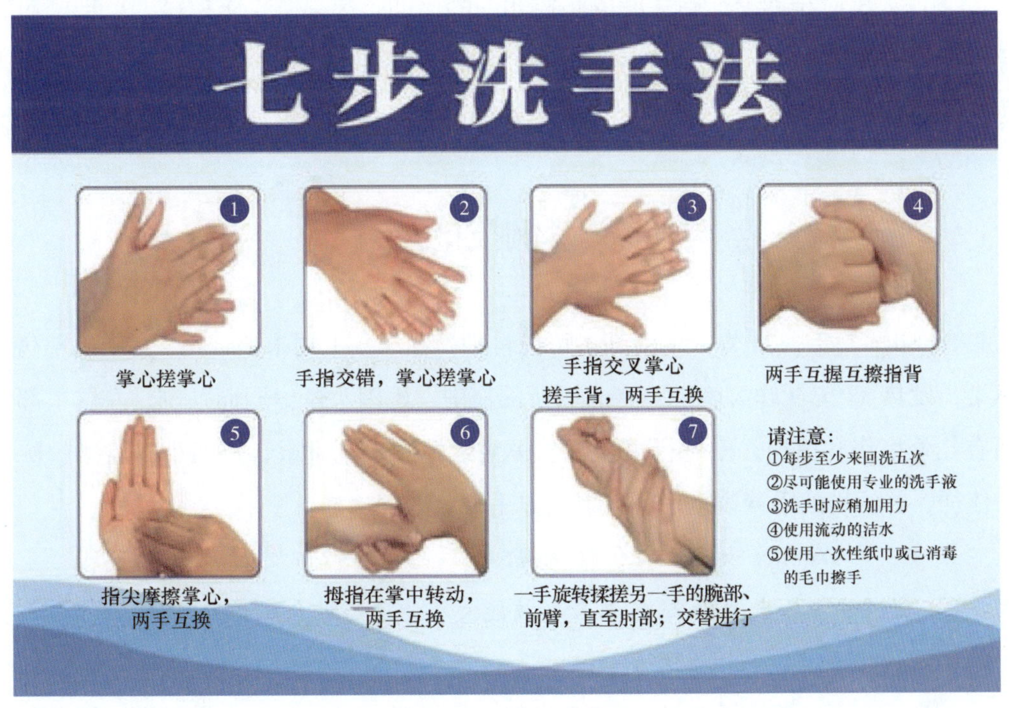


图 3–10 七步洗手法

### 9. 隔离监测

各科室应配有隔离区，为需要隔离的患者提供单间，同种病原体感染的患者可安置于一室。应根据疾病的传播途径采取不同的隔离方式（图 3–11），如接触隔离、空气隔离或飞沫隔离，并配有醒目正确的标识。隔离患者所用的诊疗物品应专人专用，定期清洁与消毒。出院、转院或死亡患者的用物应进行终末消毒。接触隔离患者的医护人员及陪护人员应按照要求穿戴个人隔离防护物品。隔离患者的排泄物、引流液、体液等应严格消毒，达到排放标准后再排入污水处理系统。

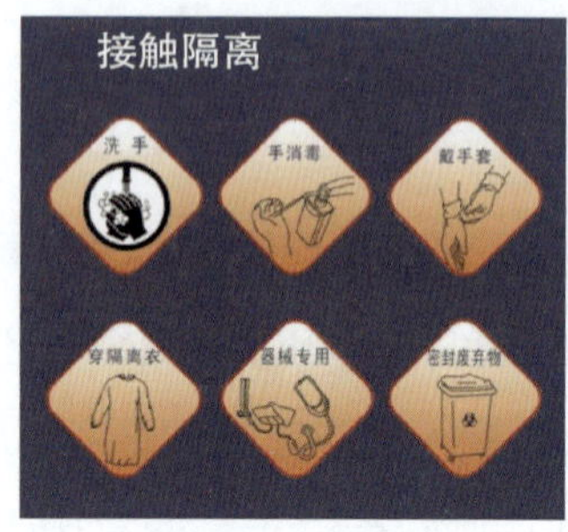

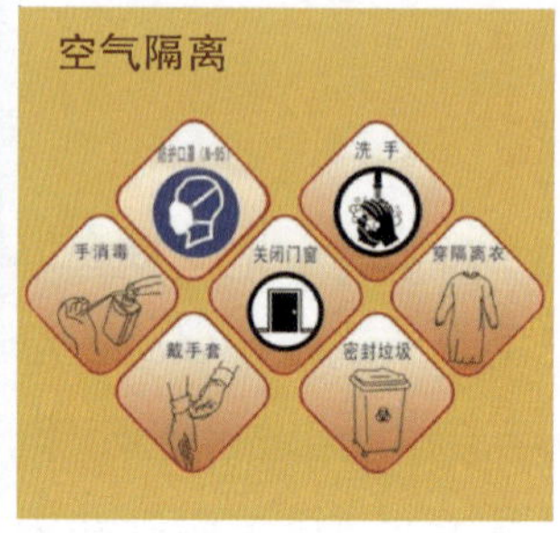

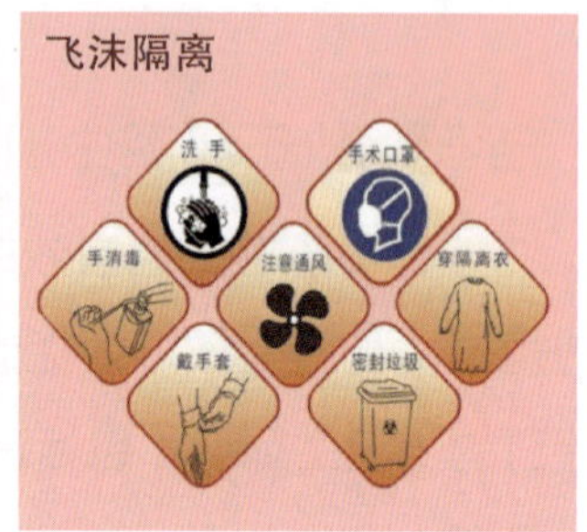


图 3–11　不同的隔离方式

### 10. 开展感染防控与管理培训

工作人员应定期参加有关感染防控知识的培训，提高感染防控意识。部门应对培训效果进行考核，将参加培训情况及考核结果和职称晋升、绩效分配、评优评先等挂钩。

## 世赛案例技能展示

### 1. 案例描述和任务

Da Silva 女士，73 岁，生活基本可以自理，独居。上周末 Da Silva 女士出现病毒感染，发热 38 ℃。昨天晚上，在去厕所的途中，她因头晕虚弱而跌倒，左臂下部侧面有几处瘀伤和擦伤，已进行过包扎。医生给她开了抗生素，每四小时监测一次生命体征，并给她的手臂戴上吊带，以支撑手臂、减少疼痛。

任务：为 Da Silva 女士进行伤口换药，关注感染防控。

（本案例和任务来源于第 45 届世界技能大赛健康与社会照护项目技术文件。）

### 2. 操作步骤

（1）向照护对象解释换药的主要步骤，取得照护对象配合→根据疾病情况和换药体位要求，把照护对象安置在可以清晰看到伤口的地方，便于更换敷料→目测伤口，评估敷料情况→佩戴一次性医用手套，将旧的敷料移除（从上至下或侧面移除敷料）→观察敷料上分泌物及伤口情况后，将敷料及手套丢入黄色垃圾袋内→洗手→按要求将换药物品合理摆放，此时一次性用品的外包装未接触照护对象，可以放入黑色垃圾袋→用七步洗手法洗净双手，戴无菌手套→按换药标准操作执行任务（清洁伤口从内向外进行消毒），过程中注意关怀照护对象，询问感受并进行一定的鼓励→将接触或有可能接触到照护对象的一次性物品放入黄色垃圾袋内，脱手套后用七步洗手法洗净双手→记录。

3. 点评

感染控制是世界技能大赛技能实操环节涉及的一个重要的考核内容，考察选手在工作组织和管理方面的能力。选手需要知道并理解安全、环保和卫生法规、指南、常规及相关文件，感染的风险及控制理论和方法，职业制服及个人防护用品的使用方法，换药物品和材料的选择、正确及安全使用、存放和处置原则，时间管理和合理安排的原则，可持续性发展（如节约使用资源）的重要性及环保工作惯例。实操过程中，选手需要遵守健康、安全和卫生标准、规则和规章制度；采用合适的医疗用品和防范措施，防止感染；鉴别并使用合适的个人防护用品，包括服装、鞋子等；正确处置医疗废弃物。

## 小结

感染预防与控制有着重大意义。发生感染不仅会使患者的身心受到损害，还会增加医务工作者的工作量，增加医患纠纷。因此，健康与社会照护从业者应不断提升感染防控能力，降低感染发生率，为照护对象提供更优质的服务。

# 第 7 讲
# 提供安全保障

保证照护对象安全是健康与社会照护工作者的一项重要职责。为了确保照护对象安全，照护者需要了解影响照护对象安全的主要因素、照护过程中可能存在的安全隐患和提高安全保障的措施。

## 一、影响照护对象安全的主要因素

### 1. 技术因素

照护者技术水平低、经验不足或沟通能力不强等技术因素会给照护对象的安全带来风险。随着新技术、新业务的发展，照护工作复杂程度高，对照护者的技术水平要求也更高，这给照护者带来了较大的工作压力，增加了照护工作中的安全风险。

### 2. 人员因素

当照护者素质或数量不能满足工作基本需要时，也会给照护对象造成不安全影响或带来安全隐患。当前健康与社会照护的发展对照护人员的素质和数量的要求有非常大的提升，如果不能及时根据发展的情况进行调整，通过有效的途径和方法提高照护人员的素质和数量，就会对照护对象的安全产生影响。

### 3. 医源性因素

健康与社会照护从业者言行举止不当或失误使照护对象缺乏安全感甚至产生危险结果，这也是造成医疗纠纷的重要原因。

### 4. 用药与设备设施因素

健康与社会照护从业者没有按照药物配伍禁忌执行、给药途径不当、设备设施使用不正确等，都会给照护对象造成不安全后果。

### 5. 管理因素

管理因素主要是指管理制度不完善、业务管理不到位、设备物资管理不完善、职业道德法律教育欠缺、管理监督不及时等影响安全的因素。

## 二、照护过程中可能存在的安全隐患

### 1. 氧气系统

氧气系统可能出现的问题有泄漏和助燃。照护者要经常检查氧气阀有无漏气，并定期保养。如果发现漏气，应及时修理。氧气系统要远离火源，禁止在病区内吸烟或者使用打火机，需要用明火时应先关闭氧气。

### 2. 雾化器

雾化器可能出现的问题有漏电、流速过快或阻滞。应保持雾化器干净、干燥，定期进行清洁消毒，定期检查水杯内的水是否充足，蒸馏水水位应在合适的水位线之间。

### 3. 各种电器设备

各种电器设备可能出现的问题是漏电。应安排专人定期检查，确保安全使用。插头拔出后严禁放在有水的地方。在使用插头前要检查插头是否沾水，一旦沾水则不能使用，应通知专业人员进行处理。所有电器应先关闭机器，然后再拔掉电源。所有电器禁用消毒液清洁，以免造成损害。

### 4. 监护仪

监护仪可能出现的问题有漏电、警报、机械故障等。应安排专人负责，定期进行检查和清洁。应严格按产品使用说明操作。使用时要设定好报警系统参数，确保各导线连接正确，避免导线扭曲及损坏。定期保养，如果出现问题及时维修。

### 5. 电动病床

电动病床可能出现的问题有漏电或坠床。要经常检查电动床的电源及插座是否漏电。使用时确保床轮锁好，将床降至低位，有坠床风险者可拉起床挡。

### 6. 床挡

床挡可能出现的问题有夹伤、松动或跌倒。升降床挡时，注意照护对象体位以避免夹伤。注意安全检查，如有固定不好的情况立即找专业人员进行维修。拉好床挡后检查是否固定，以防止坠床发生。

### 7. 呼叫器

呼叫器可能出现的问题是失灵。照护者应指导照护对象正确使用呼叫器，定期检查插口有无松动或脱出，并将呼叫器放在照护对象能够拿到的位置。

### 8. 地面湿滑

地面湿滑可能出现的问题是滑倒。要保证地面无水渍或污渍，如果发现要及时擦净。地面湿滑时应放置“小心地滑”的指示牌，提醒他人注意。

### 9. 体温计

体温计可能出现的问题有折断、玻璃刺伤或水银中毒。使用体温计前应检查有无破损，使用时要轻拿轻放。照护者应告知照护对象使用体温计的注意事项和使用方法，尤其是测口温时要防止体温计在口腔中破碎，以免吞食水银。

### 10. 热水袋

热水袋可能出现的问题是烫伤。热水袋使用时要将盖拧紧，检查是否漏水。热水袋不能直接与照护对象的皮肤接触，可以用布将热水袋包裹起来。使用热水袋时要勤观察皮肤情况，做好记录。

### 11. 轮椅

轮椅可能出现的问题有撞伤和滑倒。轮椅转运照护对象时要避开障碍物，日常安排人员对轮椅进行定期检查、维修和保养。照护者需向照护对象讲解轮椅的使用方法和注意事项。

### 12. 冰袋

冰袋可能出现的问题是冻伤。冰袋不能与照护对象的皮肤直接接触，使用时要用布包裹。及时更换被冰袋浸湿的被服，以防压疮发生。

## 三、提高安全保障的措施

### 1. 严格执行查对制度

制定精准的识别照护对象身份的制度和程序，提高和完善各科室（部门）对照护对象身份的识别程序。在标本采集、给药或输血等各类检查前，必须严格执行查对制度，应至少同时使用两种身份识别方法（禁止使用房间号或床号作为识别身份的依据），可以使用照护对象姓名、生日、住院号等进行查对。在实施介入或有创伤的治疗前，操作者应亲自与照护对象（或家属）沟通，并要求其签知情同意书，以确保对正确的照护对象实施正确的操作。有的医院也使用电子腕带作为操作前、用药前、输血前等治疗时识别身份的一种重要手段。

### 2. 严格正确执行医嘱

在治疗过程中医务人员之间要有效沟通，做到正确执行医嘱。一般情况下不能使用口头医嘱或电话通知的医嘱，只有在抢救危重症患者时才可以执行医生的口头医嘱。在执行口头医嘱前护士应向医生重述一遍医嘱，在执行时实施双重检查（尤其是在超常规用药情况下），执行完口头医嘱后应准确记录。

### 3. 严格控制用药，保证用药安全

制定药品管理相关的规范和制度。药柜内的药品应严格管理和登记，尤其是剧毒、麻醉、吗啡类药物。定期检查药物的数量、种类、名称、有效期等。

高浓度电解质制剂、肌肉松弛剂与细胞毒化等高危药品必须单独存放，禁止与其他药品混合存放，并且应有醒目标识。药柜内的注射药、口服药与外用药应分开放置。医护人员应对药名、注射剂或外观等相似的药品具有辨别能力。医院相关部门应定期对医护人员进行识别药物的培训。医院应规范药品名称与缩写标准。

所有医嘱在转抄和执行时都应该严格核对签字。照护者在给照护对象用药时要注意药物的配伍禁忌，在确保无配伍禁忌的情况下方可执行医嘱；根据医嘱控制静脉输注速度，预防输液反应。医院应安排专业人员为医护人员、照护对象提供合理用药的方法和用药后不良反应的咨询服务。

### 4. 防范与减少跌倒事件发生

定期给照护对象检查视力和听力，为他们选择合适的眼镜或助听器。选用合适的辅助行走工具，如手杖、助行器、三脚架、拐杖、轮椅等。加强身体功能锻炼，因为运动可以增加肌肉骨骼柔软度，提高运动耐力。失智者或认知功能障碍者外出活动时需有医护人员陪同。有些药物的副作用能使人头晕，所以在服用此类药物后要注意安全。保证环境安全，地面不可有水渍，室内光线要充足，日常用品要放在照护对象伸手可得的地方，以避免照护对象弯腰取物时跌倒。

### 5. 防范与减少压疮发生

预防压疮应做到“七勤”：勤翻身，勤擦洗，勤按摩，勤换洗，勤整理，勤检查，勤交代。定时给照护对象变换体位，可每 2 小时为照护对象翻一次身，这样可

促进局部的血液循环。在给照护对象变换体位时要避免生拉硬拽，动作要轻柔，防止皮肤损伤。要经常检查照护对象的皮肤情况，如有发红，应及时通知医生，对照护对象进行相应的处理。还可用温毛巾擦洗和按摩骨骼隆起受压部位，减少污渍污染。骨突处可以放一些软垫、气圈、支架等以防止受压。对于大小便失禁的照护对象，要及时清洗更换衣物，保证皮肤干燥。

### 6. 预防长期卧床带来的其他并发症

（1）长期卧床者抵抗力降低、活动减少及重力作用可能引起肺部并发症，照护者应指导照护对象进行深呼吸，主动咳嗽，同时通过拍背咳痰、变换体位等措施积极预防并发症。

（2）长期卧床可导致肌肉萎缩，容易发生骨折、关节僵硬、畸形、腰背疼痛等，照护者应鼓励或帮助照护对象每天定时、适度地进行主动性或被动性的肢体活动，注意不同方位关节运动。

（3）长期卧床可使静脉血液回流减慢，血液黏滞度增加，易发生静脉血栓，尤以双下肢多见。照护者应每天按摩照护对象的下肢肌肉，开展踝泵运动，以促进血液循环，并加强观察，注意观察照护对象下肢皮肤温度、颜色，有无肿胀和疼痛等，发现异常及时处理，必要时可以使用静脉袜预防下肢静脉血栓。

（4）长期卧床可能带来排尿困难、尿潴留或泌尿系统感染等，以及胃肠道蠕动减弱带来的肠胀气、食欲缺乏、便秘等，照护者应加强观察，积极采取预防措施，最大限度降低风险。

## 世赛案例技能展示

### 1. 案例描述和任务

Ivan 先生，55 岁，术后一天，由于恢复情况良好，今天计划出院。但他在病房里光着脚上厕所时摔倒，扭伤了脚踝。他没有发生术后问题，但他的脚不能站立，脚踝肿、红、痛。

任务：指导 Ivan 先生学会预防跌倒。

（本案例和任务来源于第 45 届世界技能大赛健康与社会照护项目技术文件。）

### 2. 操作步骤

评估照护对象跌倒原因→讲解跌倒的危害及预防跌倒的重要性→评估照护对象

居家存在的风险因素，进行针对性的指导→讲解预防跌倒的措施：加强自身安全防护，如穿防滑鞋、不穿过长裤子、必要时戴眼镜、使用助行器辅助行走、起身时不要过猛、注意药物副作用等；环境安全布置，如灯光明亮、无障碍、地面平坦不湿滑等；当出现头晕等不适时，坐下或者倚靠墙慢慢坐下或者躺下，以避免跌倒重创→加强安全健康教育，帮助照护对象树立预防跌倒的意识。

3. 点评

安全是世界技能大赛实操环节中重要的考核内容之一，并且穿插在照护过程的每个细节中。提供安全保障的考核要素中包括：①不同的工作场景中的环境安全评估和干预，如家庭、机构和医院的环境，服务于儿童和老年人的环境，均有不同的考虑和要求；②照护过程的安全，包括照护者不同的动作、方法，以及需要使用、可以使用的物品、器具等，也有相应的特征性要求；③对于照护对象潜在安全风险的评估和干预，如跌倒的风险、皮肤压力性损伤的风险、长期卧床带来的感染及血栓的风险等均是考核的重点；④除了照护对象的安全，也需要考虑照护者的安全，鼓励照护者最大限度保护自己，避免疲劳性或者过度负重及不当体位带来的职业损害。

## 小结

安全工作是医院全部工作的重要组成部分，要贯穿到工作的方方面面，落实到所有人的工作之中。任何人员在任何时候、任何情况下都要十分重视安全工作，坚持“预防为主”的安全工作方针，在思想上、认识上筑牢安全防线。

# 第 8 讲 基础生命支持和紧急救治

基础生命支持技术的最根本目的就是挽救生命，而危及生命于瞬间的是心跳、呼吸的骤停。一般心跳停止 4 分钟以上，能够被救治的希望就非常渺茫了。因此，健康与社会照护从业者掌握基础生命支持技能至关重要。 另外，日常生活中会出现一些紧急情况，如何给予恰当的帮助和进行快速的处置也是非常重要的。

## 一、基础生命支持及紧急救治的概念

基础生命支持及紧急救治是指当有任何意外或急病发生时，施救者在医护人员到达前，按医学护理的原则，利用现场适用物资，临时及适当地为伤病者进行初步救援及护理，然后根据情况从速获得专业支持或医疗资源。

## 二、急救技术的分类

急救技术包括创伤的急救、非创伤性疾病的急救和心肺复苏，这里着重介绍呼吸道梗阻的急救、心肺复苏和日常生活其他常见的急救。

### 1. 呼吸道梗阻的急救

呼吸道梗阻者的症状是有明确的异物阻塞，呼吸困难，面色发绀或苍白。呼吸道完全梗阻者（图 3–12）的症状是突然不能说话、咳嗽或呼吸，极度呼吸困难，患者不自主地以一手的拇指和食指呈“V”状贴于颈前喉部，面容痛苦，欲言无声，如询问“你是被卡住了吗？”可做肯定示意。

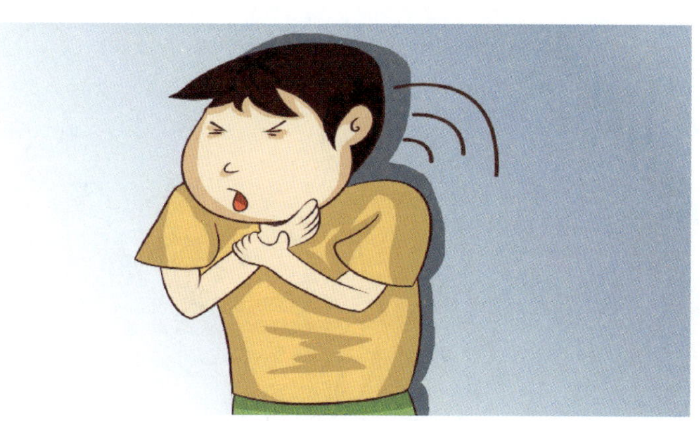

图 3-12 呼吸道完全梗阻者

### 2. 心肺复苏

心肺复苏是指当呼吸及心跳停止时，合并使用人工呼吸及胸外心脏按压来进行急救的一种技术，适用于患者表现为失去意识、5~10 秒内观察不到胸廓抬起或仅有喘息样濒死叹息、如触摸脉搏没有搏动等情况。心肺复苏的主要目的是给大脑供氧。美国心脏协会（AHA）发布的《2020 AHA 心肺复苏和心血管急救指南》给出了最新的、以实证为基础的临床观察和救治方法。

### 3. 日常生活中其他常见的急救

在日常生活中，其他常见的急救包括疾病引发的急性发作，如心脏病发作、哮喘发作等，或者意外受伤，如跌倒、烫伤等。

## 三、急救的方法

### 1. 呼吸道梗阻的急救方法

#### （1）咳嗽

如果可以自主咳嗽，尽力而为。

#### （2）海姆立克急救法（腹部冲击法）（图 3-13）

呼吸道梗阻者相当清醒并能站立时，施救者从背后抱住其腹部，一手握拳，将拇指一侧放在其上腹部（肚脐稍上），另一手握拳急速、冲击性地向内上方压迫其腹部，反复、有节奏、用力地冲击以形成气流将异物冲出，可冲击 6 ~ 8 次。患者应头部略低，嘴张开，以便异物吐出。

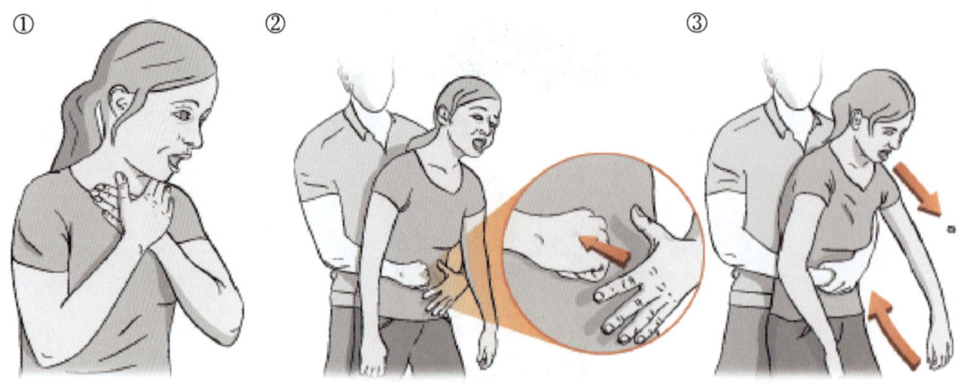


图 3–13　海姆立克急救法

## 2. 心肺复苏

### （1）判断意识

用双手轻拍患者双肩，问“喂！你怎么了？”无反应。

### （2）拉铃，呼救“来人啊！”

### （3）开放气道（图 3–14）

将患者置于去枕仰卧位，昏迷的人常常会因舌后坠而造成气道堵塞，这时施救者要跪在患者身体的一侧，一手按住其额头向下压，另一手托起其下颌向上抬，标准是下颌与耳垂的连线垂直于地平线，这样就说明气道已经被打开。

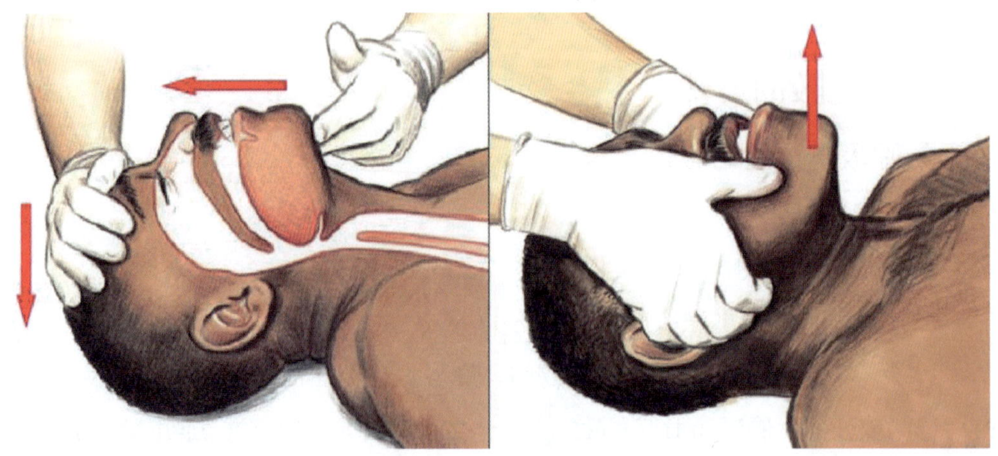

图 3–14　开放气道

### （4）检查呼吸

凑近患者的鼻子、嘴边，感受是否有呼吸。观察患者胸部起伏 5 ~ 10 秒

（1001、1002、1003、1004、1005……），无呼吸。

### （5）判断是否有颈动脉搏动（图 3-15）

用右手的中指和食指从气管正中环状软骨划向近侧颈动脉搏动处，数 1001、1002、1003、1004、1005……判断 5 秒以上 10 秒以下。无搏动。

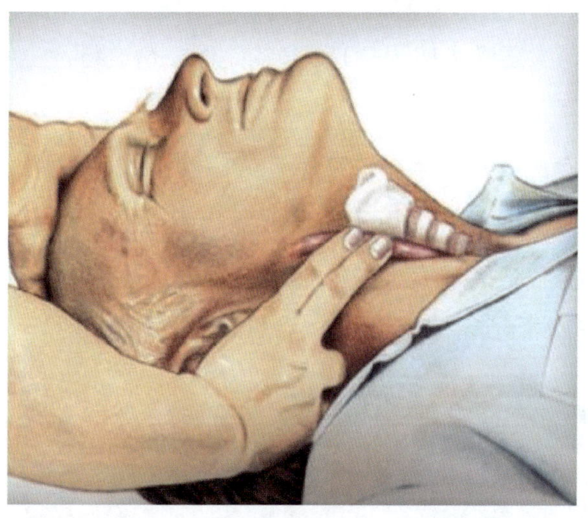

图 3-15　判断是否有颈动脉搏动

### （6）胸外心脏按压（图 3-16）

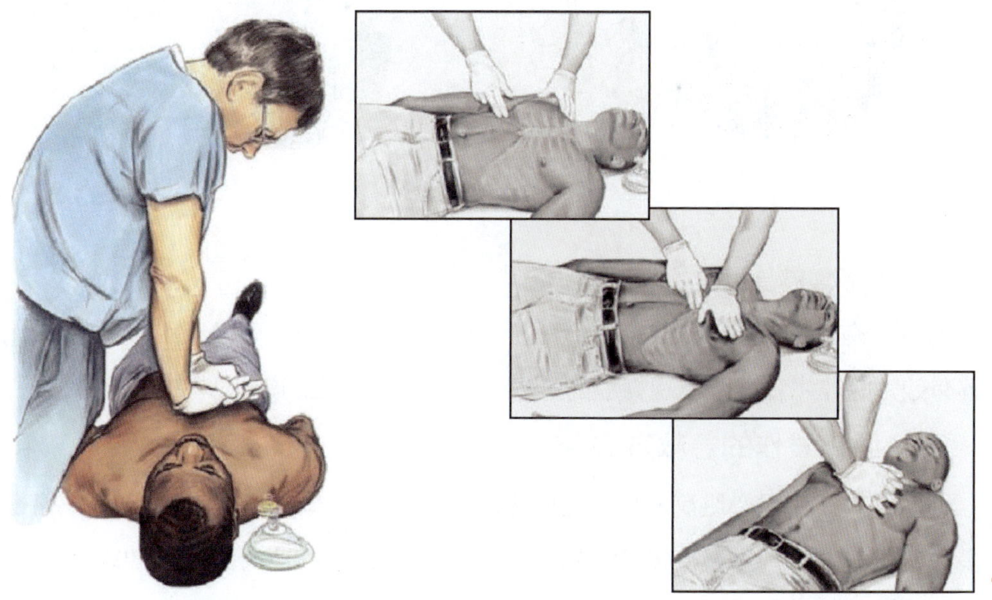

图 3-16　胸外心脏按压

用右手掌跟紧贴患者的两乳头连线中点（胸骨中下 1/3 处），两手重叠，右手五指翘起，双臂伸直，用上身力量用力按压 30 次。按压频率 100 ~ 120 次 / 分，按压深度为 4 ~ 5 厘米。

注意事项：必须控制力道，不可太过用力，因为力道太大容易引起肋骨骨折，从而造成肋骨刺破心肺肝脾等重要脏器。

胸外心脏按压与人工呼吸按照 30 ：2 的比例交替进行。

#### （7）人工呼吸（图 3-17）

最好找一块干净的纱布或手巾铺在患者的口部，以防细菌感染。施救者一手捏住患者鼻子，大口吸气，屏住，迅速俯身，用嘴包住患者的嘴，快速将气体吹入。与此同时，施救者的眼睛需观察患者的胸廓是否因气体的灌入而扩张，气吹完后松开捏着鼻子的手，让气体呼出，这样就完成了一次人工呼吸。

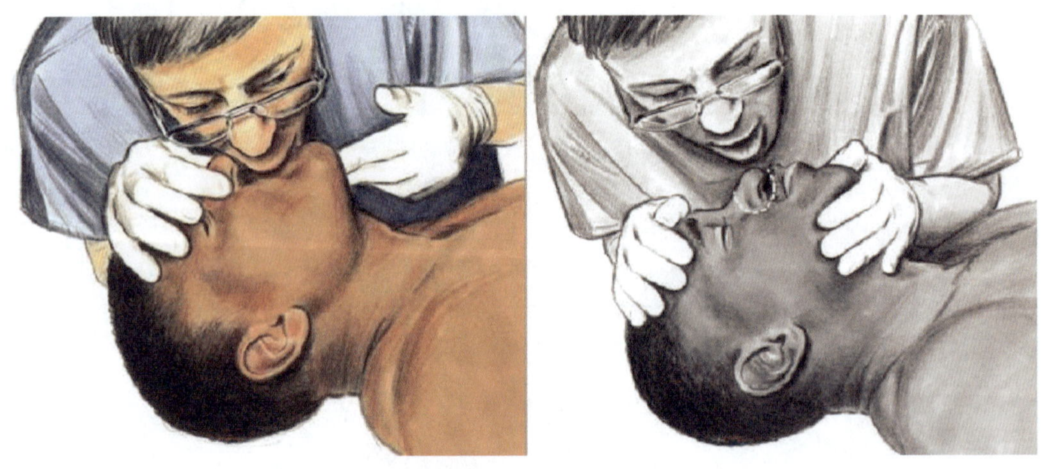

图 3-17　人工呼吸

#### （8）判断复苏是否有效

若触摸有颈动脉搏动、胸廓抬起，提示自主呼吸恢复，面部紫绀较前消退，则复苏有效。除非患者开始出现恢复的迹象，否则不要停止胸外心脏按压。

### 3. 心脏病发作的急救方法

冠状动脉疾病是心脏病发作的主要原因。心脏病发作的主要症状是胸痛或不适。大多数心脏病发作都涉及胸部中部或左侧的不适，这种不适持续几分钟以上或者消失后又复发。不适感可能是不舒服的压力、挤压、饱足或疼痛。

当照护对象心脏病发作时，照护者可以采取以下急救方法：

（1）评估现场环境：照护对象是否有受环境中危险因素的影响，自己是否安全，协助照护对象取舒适、安全的体位。

（2）评估照护对象情况：询问照护对象感受，评估胸痛具体位置、疼痛程度（NRS）、性质、放射痛、持续时间、是否伴随其他症状；必要时呼叫专业救治团队（院内）或 120 急救（院外）。

（3）测量血压、心率、呼吸及血氧饱和度。

（4）遵照照护对象带有的医嘱和药品，给予阿司匹林、救心丸或舌下含服硝酸甘油等紧急药物处理措施；注意核对医嘱，并密切观察疗效和副作用。

（5）始终陪伴在其身旁，密切观察变化，记录时间和过程；每数分钟可复测血压、心率、呼吸和血氧饱和度，以及评估胸痛情况，直至高级救治团队接手。

### 4. 哮喘发作的急救方法

哮喘急性发作是指喘息、气促、咳嗽、胸闷等症状突然发生，或原有症状急剧加重，伴有呼吸困难，以呼气流量降低为特征。哮喘发作的常见诱因有接触变应原、各种理化刺激物或上呼吸道感染等，部分哮喘发作也可以在无明显诱因的情况下发生。

当照护对象哮喘发作时，应安抚照护对象，协助其取恰当体位（如坐位），松开衣扣保持呼吸道通畅。急救用药是非常有针对性的措施，其中速效支气管舒张剂以 SABA（短效 $\beta_2$ 受体激动剂）为最常见的首选药物，如沙丁胺醇气雾剂、特布他林气雾剂等。这类药物能够迅速缓解支气管痉挛，通常在数分钟内起效，疗效可维持数小时。哮喘急性发作时，使用 SABA 的初始剂量是 2 ~ 4 喷（吸入剂），每 20 分钟吸入 1 次，症状越重使用的剂量越多。轻度急性发作可调整为 3 ~ 4 小时给 2 ~ 4 喷，中度急性发作可调整为每 1 ~ 2 小时给 6 ~ 10 喷。除了扩张支气管类的药物，糖皮质激素如布地奈德在急性发作处理中也十分重要。

通常哮喘患者带有相应的医嘱、急救方案或备有相应的药物，如哮喘行动计划单（Asthma action plan）（图 3-18）。哮喘行动计划单将提供管理哮喘的信息和指导，内容包括日常监测方法、哮喘发作的症状、哮喘恶化时的识别、哮喘紧急发作用药和处理方案等，能够很好地为哮喘发作者提供一个规范的处理指南。

## 哮喘行动计划单

| 姓名： | 日期： |
| --- | --- |
| 医生： | 诊断记录#： |
| 医生电话#：日间 | 夜间/周末 |
| 紧急联系人： | |
| 医生签名： | |

个人峰流量最佳纪录：________

颜色可以帮助你更好地使用哮喘药物。

绿色代表状况良好。
使用控制性药物。
黄色代表注意。
增加快速缓解药物。
红色代表危险。
寻求医疗救助。

| 状况良好 | 使用以下日常控制性药物： | | |
| --- | --- | --- | --- |
| 你有以下所有表现：<br>· 呼吸良好<br>· 无咳嗽、喘鸣<br>· 睡眠良好<br>· 可以工作和玩乐<br>峰流量：从____ 到____ | 药品名称 | 剂量 | 服用规律/时间 |
| | | | |
| | | | |
| | | | |
| | 运动哮喘治疗，服用： | | |
| | | | |

| 注意 | 继续使用绿色区域药物，并且增加： | | |
| --- | --- | --- | --- |
| 你有以下任何一种表现：<br>· 出现感冒迹象<br>· 暴露在诱发因素下<br>· 咳嗽<br>· 中度喘鸣<br>· 胸闷<br>· 夜间咳嗽<br>峰流量：从____ 到____ | 药品名称 | 剂量 | 服用规律/时间 |
| | | | |
| | | | |
| | | | |
| | 联系你的哮喘照护者。 | | |

| 危险 | 立即使用以下药物，并马上寻求医疗救助。 | | |
| --- | --- | --- | --- |
| 你的哮喘在加重：<br>· 药物没有帮助<br>· 呼吸困难短促<br>· 鼻孔张开<br>· 说话有困难<br>· 肋骨明显起伏（针对儿童）<br>峰流量：低于____ | 药品名称 | 剂量 | 服用规律/时间 |
| | | | |
| | | | |
| | | | |

请立即寻求医疗救助！不要等待！

图 3-18　哮喘行动计划单

### 5. 跌倒的紧急处理

当发生跌倒时，尤其是老年人，极易造成骨折，或者发生跌倒时伤及头部，引发脑出血等严重并发症。以下是跌倒的紧急处理流程：

（1）避免盲目移动，保护患处，避免进一步受损，立即呼叫专业支持。

（2）如有出血立即止血：将消毒纱布或干净的棉布衣服直接压在伤口上。

（3）固定患处：用木板、塑料板或卷起的书籍等做一个简单夹板，将夹板放在伤骨的两侧，夹板的两端部位都应超出伤骨两端。用绷带牢牢地固定住夹板，但不要太紧，以免影响血液流通。

（4）减轻肿胀和出血：对已包扎的伤口可用冰袋局部冷敷，照护对象可将患肢抬高过心脏。

（5）若照护对象感到头晕或呼吸短促，取合适体位。

（6）必要时注意保暖。

（7）始终陪伴在身旁，密切监测情况变化，直至高级别救治团队接手。

### 6. 烫伤的紧急处理

烫伤多见于热水袋、暖水瓶、淋浴及糖尿病患者感觉障碍等导致的皮肤或包括皮下组织的损伤。居家烫伤的处理应该记牢四个字："冲""脱""盖""送"。

"冲"即迅速用冷水冲洗，一般在流动水下冲洗至少 10 分钟；"脱"即伤口冷却后小心地将贴身衣服脱去，如发现粘连，不可用力；"盖"即用消过毒的药布或干净的敷料等轻盖伤口；"送"即把伤者送到医院等专业场所就诊。要记住烫伤后切忌用紫药水或红汞或任何其他不明物品（如牙膏、酱油等）涂搽，以免影响观察，甚至造成伤后创面的进一步污染或损伤。

### 7. 癫痫发作的急救方法

癫痫是一种表现为反复癫痫发作的慢性脑部疾病，患者的发作形式不一，会突然间毫无缘由的发作，可表现为抽搐、痉挛、昏厥、两眼发直、凝视等临床症状，具有发作性、短暂性、重复性和刻板性的特征。

急救处理癫痫发作时应注意以下几点：

（1）避免外伤。对癫痫大发作者，应保护患者，采取自然平卧位，移开周围可能造成伤害的物品和家具等。如有可能，头偏向一侧，迅速将衣领、裤带松开。

（2）错误的急救方法是采取各种措施防止患者咬伤自己，如取假牙、塞硬物进入口腔或牙齿之间等。美国心脏协会通过大量的临床研究表明，这样做不但不会减少患者伤害，反而会造成救治人员受伤。

（3）一般癫痫发作数秒或数十秒即可自行缓解，此时迅速采用合适体位，保持呼吸道通畅，迅速清除痰液、口腔分泌物及呕吐物，防止被吸入肺内而导致窒息。如有需要，应处理受伤的口唇等，包括纱布压迫止血。同时，密切观察和陪伴，做好时间记录。

（4）注意不要强制约束和按压患者，以免造成肌肉扭伤或骨折。

（5）病情观察时，重点观察原发病及先兆症状，密切注意意识、瞳孔、生命体征及肢体活动的变化。

## 世赛案例技能展示

### 1. 案例描述和任务

Hans 先生，72 岁，太太已去世，他没有孩子，独自住在一间小房子里。他患有高胆固醇血症，心脏也存在问题。2 周前他因心绞痛入院，住院 2 天后出院。你是社区卫生护理员，现在是上午 11 点左右，你刚到 Hans 先生家就发现 Hans 先生心脏病发作。

任务：处理突发状况。

（本案例和任务来源于第一届全国技能大赛健康与社会照护项目技术文件。）

### 2. 操作步骤

当发现照护对象突然心脏病发作，呼救→评估现场环境，照护对象是否有受环境中危险因素的影响，自己是否安全→协助照护对象取舒适安全的体位→评估照护对象情况，询问照护对象感受，评估胸痛的具体位置、疼痛程度、性质、放射痛、持续时间、是否伴随其他症状→测量血压、心率、呼吸、血氧饱和度→给予舌下含服硝酸甘油 1 片→ 3 分钟后复测血压、心率、呼吸、血氧饱和度，及评估胸痛情况→如果出现呼吸心跳骤停，实施 CPR →如果在家进行紧急处理，还需拨打急救电话→待照护对象状态平稳后，安抚照护对象，用平和的方式与他交谈，使其平静下来并解释发生了什么。

### 3. 点评

哮喘急性发作、心脏病发作、癫痫发作、跌倒、烫伤、刀划伤等都是世界技能大赛考核中涉及的急救情形，考核选手是否能够准确判断即刻医疗关注或帮助的需求和时刻，并正确采取紧急救护措施。这不仅是对选手专业照护能力的考核，也是对选手应变力、心理素质的重要考验。照护者想要做到从容应对紧急情形，不仅需要扎实的专业知识和技能，而且在日常训练中也要有针对性地进行应变能力的培养，这样才能做到迅速、准确、稳当地处理紧急情况。需要注意的是，世界技能大赛中考核的急救技能限于非医护专业人员的范畴，因此照护者只需要掌握基本急救技能及呼叫专业团队支持即可，应避免过度而不切实际的超范围救治。

## 小结

及时有效的心肺复苏能够避免患者发生不可逆的脑损伤，挽救患者生命。所以，健康与社会照护从业者一定要掌握规范的心肺复苏手法，还要学会判断呼吸、意识、心率、脉搏等这些重要的生命体征。心肺复苏作为一项抢救方式，应该在全民中广泛普及。人人参与急救，人人享有健康、安全的生活。

# 第9讲
# 心理支持

在健康与社会照护的过程中，纯粹的心理支持性技术（如表扬、保证和鼓励等）主要是为了提高照护对象的自信。照护者通过自身的态度向照护对象表达接受、尊重和关注，同时向照护对象示范适应、合理及良好的行为和思维方式。

## 一、心理的概念

心理是指生物对客观物质世界的主观反映。心理的表现形式叫作心理现象，心理现象包括心理过程和心理特性。人的心理活动都有一个发生、发展和消失的过程。人们在活动的时候，通过各种感官认识外部世界事物，通过头脑的活动思考事物的因果关系，并伴随着喜、怒、哀、惧等情感体验。

## 二、心理支持的方式

### 1. 表扬

给予足够的表扬本身就是一种很好的支持性技术。这里要注意，表扬是作为适应性行为的强化刺激因子，前提是照护对象认同该表扬，错误的表扬比什么都不说还要糟。虚伪和欺骗不利于构建良好的关系。

### 2. 保证

照护者保证时态度应诚恳，同时必须让照护对象感到照护者能够理解其特定的处境。注意要在能力范围内做出保证。

### 3. 倾听

在被照护对象接纳的基础上，照护者应认真、积极、关注地倾听。倾听是一个主动引导、积极思考、澄清问题、建立关系、参与帮助的过程，包括五个基本的要素，简称 SOLER。

（1）面对照护对象（Squarely）（图 3–19）

照护者与照护对象坐在茶几两旁，成 90° 角。借助茶几的缓冲，给照护对象安全的人际空间。通常，有了前攻后退的足够空间，照护对象才会愿意敞开心扉。

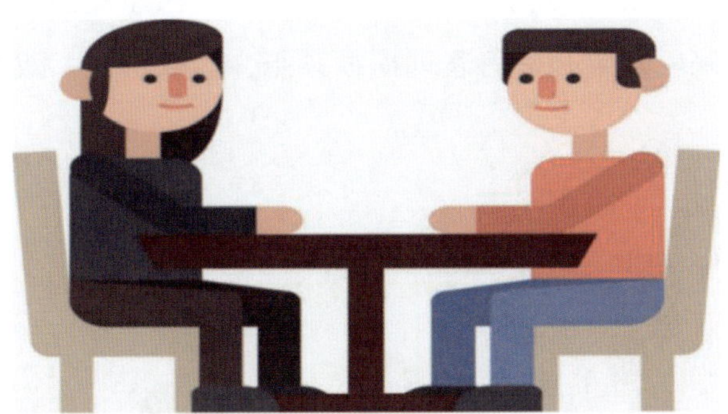

图 3–19 面对照护对象

（2）身体姿势开放（Open）

身体姿势开放代表无条件的包容与接纳，可以消除照护对象的焦虑和不安。此外，开放的身体姿势会带动照护者身体与心理的开放。照护者的身体若萎缩封闭，则会让照护对象慌乱、退缩。

（3）身体稍微倾向照护对象（Lean）（图 3–20）

这种姿势传递出照护者对照护对象的关心，让照护对象愿意开放自己。如果照护者身体后仰，紧贴椅背，会散发出冷漠与傲气，使照护对象因气馁、心生畏惧而不愿交谈。

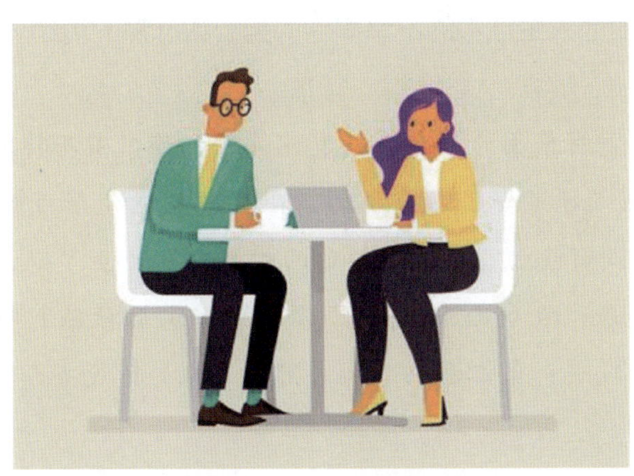

图 3–20 身体稍微倾向照护对象

### （4）良好的目光接触（Eye）

照护者可以通过目光接触传达出对照护对象的重视，让其感受到温暖与支持，产生愿意勇敢面对任何问题的勇气。

### （5）身体放松（Relaxed）（图 3–21）

照护者放松的身体姿势传达出平和的心境，照护对象受到照护者这种姿态的感染，会自然放松下来。如果照护者表现得很紧张，双拳紧握，双眉紧锁，将会使照护对象更加紧张。

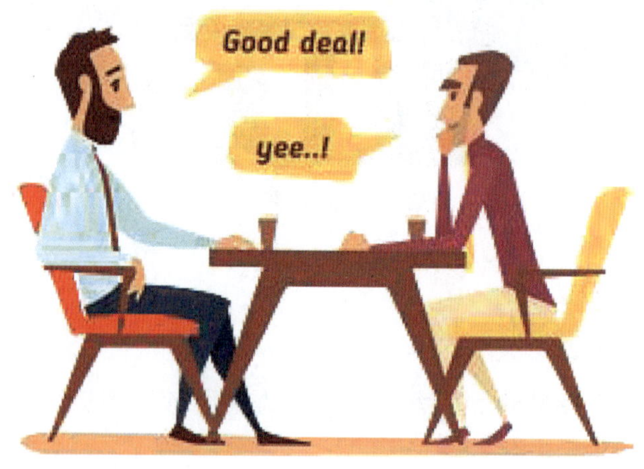


图 3–21　身体放松

## 4. 同理心

同理心是指对他人情感状态的理解，并与他人当时体验到的或将会体验到的感受相似的情绪情感反应。同理心和同情不一样。同理心是指自己的情感状态与他人一致，而同情是指对他人生活中的不幸事件的担心和悲痛的情绪体验。

例如，一个照护对象因为帕金森病发病导致打碎饭碗而特别内疚和难过，作为照护者，你是说“好了好了，没事的，生这种病也是很可怜的，有没有受伤呢？”还是说“有没有受伤？我能理解你的心情，即使生了病，也想自己独立完成事情。我们慢慢来，没事的，不急。”第一种回答会让照护对象觉得自己只是被同情，但没有被理解；第二种回答站在照护对象的角度去分析和鼓励，具有同理心。

## 三、心理支持能力的培养方法

### 1. 良好的态度和习惯

倾听的态度和习惯比具体技巧更重要。因为许多人在生活中养成了愿意“说”而不愿意“听”，习惯“说”而不习惯“听”的倾向。人们“听话”的能力比“说话”的能力要差。造成这种情况有以下几种原因。

（1）人们容易带着评判倾向来听，他们注意对方所说的与自己的价值观或看法是否一致，以此来把对方分成潜在的朋友或外人。这对于平时的人际关系或许是有意义的，但这种主观倾向很强的“听”的习惯会使照护者带着偏见进入照护对象的世界。

（2）真正的倾听是一件相当耗费精力的事，需要全神贯注，不能分心走神。

（3）有时说话者的话语有激起情绪反应或引发联想的作用，容易引起听者对说话者内容的分心。

（4）受信息传递过程中“噪声”的影响，导致错听、错解。

### 2. 设身处地地感受

照护者不但要听懂通过言语、行为所表达出来的东西，还要听出“弦外之音”，了解照护对象在交谈中所省略的和没有表达出来的内容。照护对象有时说的和实际的想法并不一致，或者避重就轻，自觉和不自觉地回避更本质性的问题；有时会拼命地说一点儿烦恼都没有，也没什么大问题，而事实上可能是准备向照护者倾诉内心认为很重要的问题；有时会谈到很多照护者未曾亲身经历过的事情，这时照护者需要尽量设想其处境，切身体会，这样才能知道如何帮助照护对象脱离困境。

### 3. 察其言观其行

照护者要注意照护对象的所言所行，注意对方如何表达自己的问题，如何谈论自己及自己与他人的关系，以及如何对所遇到的问题做出反应；还要注意照护对象在叙述时的犹豫停顿、语调变化及伴随言语出现的各种表情、姿势、动作等，从而对言语做出更完整的判断。例如，某人说自己原谅了妻子的过错，可是说的时候情绪激动、表情生气、拳头紧握，从这些非言语线索中可以判断实际上他并没有真正原谅妻子的过错。

### 4. 适当地参与和反应

#### （1）鼓励

照护者可以运用言语或非言语的方式使照护对象介绍更多信息。此技巧包括点头、张开手，运用像“嗯哼”等肯定性短语。此外，适当的微笑和关心是两种主要的鼓励手段，会让照护对象在谈话过程中感觉轻松。

#### （2）澄清

澄清开始于“你的意思是……”或“你是说……”这样的问句，然后重复先前的信息，目的是鼓励照护对象更详细地叙述。

#### （3）释义

释义是将信息中与情境、事件、人物和想法有关的内容进行重新解释，目的是帮助照护对象注意自己所表达的内容。

#### （4）情感反映

情感反映是指对照护对象的感受或信息中的情感内容重新加以解释，目的是鼓励照护对象更多地倾诉感受。

#### （5）归纳总结

归纳总结是指将信息的不同内容或多个不同信息联系起来并重新编排，目的是把信息的多个元素连接在一起，确定一个共同的主题或模式，清除多余的陈述，帮助照护对象回顾整个过程。

## 世赛案例技能展示

### 1. 案例描述和任务

Joao 女士，71 岁，已经在护理院生活了一年。她有肺癌病史，目前有患肺炎的迹象。她感觉很虚弱，稍微用力就会呼吸困难。Joao 女士很沮丧，她感觉自己即将离去。

任务：为 Joao 女士提供心理支持。

（本案例和任务来源于第 45 届世界技能大赛健康与社会照护项目技术文件。）

### 2. 操作步骤

通过自我介绍、问候和身体语言，与照护对象建立良好关系→观察、识别照护对象的情绪→评估照护对象的一般情况，鼓励照护对象表达情绪和感受→倾听照护对象诉说，对于其来自身体方面的不适提供一定的解决措施，并给予建议，以促进舒适，必要时给予肢体的安慰（如拥抱和抚摸）；当照护对象需要解决心理及情感方面的问题时，与照护对象共同讨论提出一些解决方法，进行心理疏导，提供一些照护对象喜欢的物品或者力所能及地帮助照护对象完成想做的事，必要时寻求家庭支持和团队支持（如心理治疗师、临终关怀团队等）→运用放松疗法（如呼吸训练、冥想等）使照护对象平静、放松→关注照护对象安全，避免自伤的发生，移除环境中的有害物品，定期巡视房间，关注照护对象情绪变化。

3. 点评

心理支持是世界技能大赛健康与社会照护项目考核的难点，很多选手不能很好地为照护对象提供心理支持，一贯填鸭式的知识输出很难走进照护对象的内心，不能起到积极的作用。在心理照护中，照护者首先需要做到能够及时识别和发现照护对象的心理问题，在建立良好的照护关系的基础上为照护对象提供其所需的支持，使用治疗性的沟通方法，包括主动倾听、提问技巧、非语言沟通技巧，以及恰当的同理心。照护者要站在照护对象的角度思考和接受问题，更好地去理解他们的感受，从而给予建设性意见，但应避免命令或者强制执行任何措施。倾听在心理照护过程中起着非常关键的作用，并不是所有的心理问题都需要解决办法，倾听和陪伴有时候就是最好的心理支持。当然，照护者并非全能，对于非常棘手的问题，照护者要认识到自身的局限，借助更专业的团队进行心理干预和支持；同时，照护者也要做好自己的心理支持，寻求自我心理支持的解决方法。

## 小结

许多患者存在心理健康问题，他们非常值得关心。但受到文化水平和观念等因素的限制，很多患者往往有一种病耻感，他们不愿意表达自己的心理顾虑。此时，健康与社会照护从业者应提供及时、有效的心理支持，让照护对象保持良好的心态，尽可能积极地面对未来的每一天。

# 第 10 讲
# 健 康 教 育

健康教育的核心是教育人们树立健康意识，促使人们改变不健康的行为和生活方式，养成良好的行为和生活方式，以减少或消除影响健康的危险因素。

## 一、健康教育的概念

健康教育是指通过有计划、有组织、系统的社会教育活动，使人们自觉地采纳有益于健康的行为和生活方式，减少或消除影响健康的危险因素，预防疾病，促进健康，提高生活质量，并对教育效果做出评价。

## 二、健康教育的方法

根据年龄、性别、职业、宗教信仰、文化程度、对保健知识的求知欲等不同，可以采取不同的健康教育方法。进行健康教育时可以采取单一方法，也可以同时采取多种方法，以达到预期效果为目的。常见的健康教育方法包括语言教育法、文字教育法、形象化教育法和视听教育法四种。

### 1. 语言教育法（图 3-22）

语言教育法是指通过面对面的口头语言进行直接教育的方法，主要包括讲课、鼓励、宣泄、谈话等形式。

### 2. 文字教育法（图 3-23）

文字教育法是指以文字或图片为工具，将疾病知识制作成报纸、宣传卡片或宣传手册等，通过简明、形象、生动的文字描述使人们易于接受和掌握，从而达到健康教育目的的一种方法，如糖尿病的防治手册等。文字教育法的优点在于：①便于保存和查阅；②可以广泛传播；③作用时间较持久。

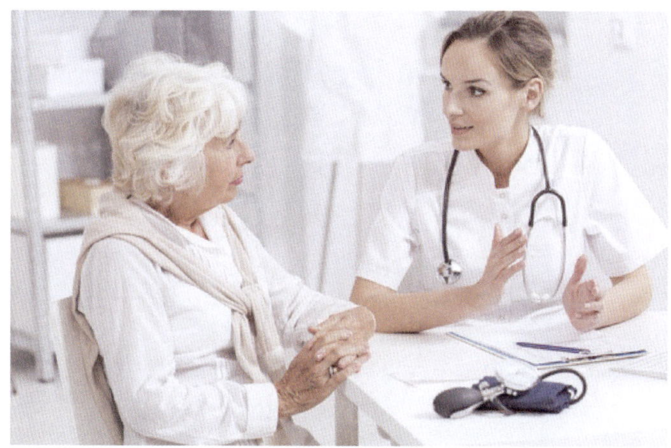

图 3–22　语言教育法

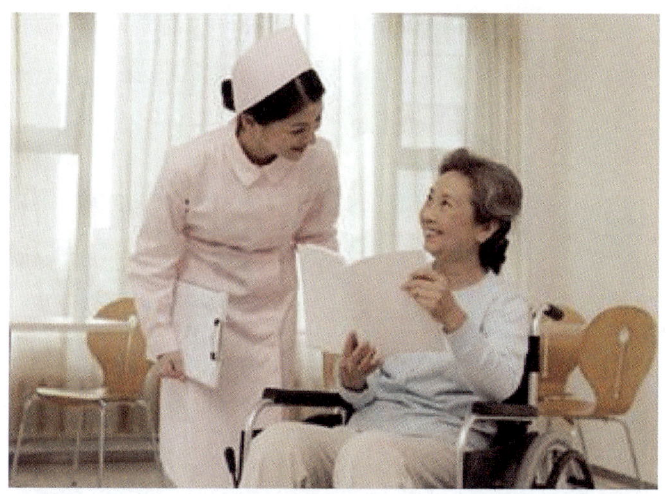

图 3–23　文字教育法

### 3. 形象化教育法（图 3–24）

形象化教育法是指以各种形式的实体造型直接作用于人的视觉器官，结合生动的文字说明或口头解释进行健康教育的方法。

### 4. 视听教育法（图 3–25）

视听教育法是指利用现代化的视听系统（声、光、电）进行的健康教育形式，主要包括录音、投影、电视、电影等。

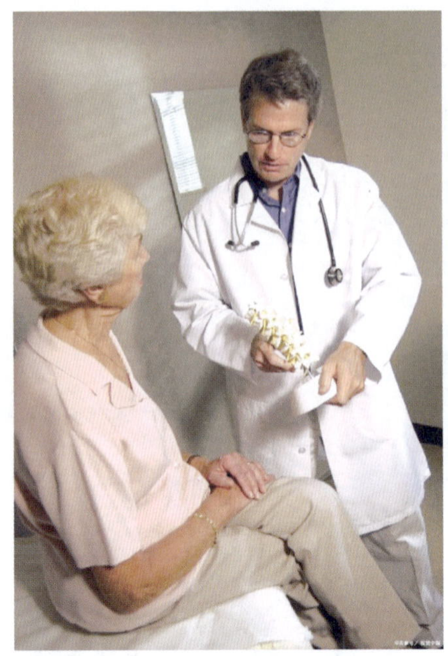

图 3-24　形象化教育法

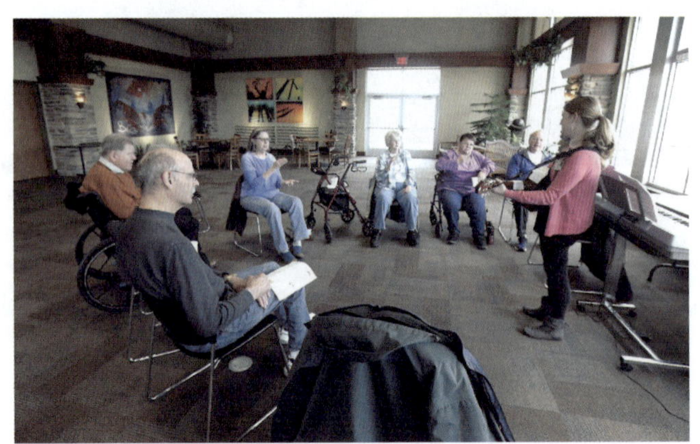

图 3-25　视听教育法

## 三、影响健康教育效果的因素

1. 人员不足，工作繁忙，导致进行健康教育的时间不够。

2. 健康教育和相关理论知识不足，缺少健康教育培训，知识更新较慢，不能满足照护对象的需求。

3. 不了解照护对象的身心状态，对照护对象的关心不够，健康教育缺乏针对性。

4. 缺乏有效的沟通技巧，不能与照护对象进行有效沟通。

## 四、提高健康教育能力的方法

### 1. 合理安排班次

在已有条件下，尽量保证有足够的时间和精力去实施健康教育。

### 2. 充分调动照护对象的主观能动性

了解照护对象对自身疾病的认知程度，找出其真正关心的问题，把照护对象的实际需求作为健康教育的内容。

### 3. 加强健康教育的理论学习

照护者应积极参加各种形式的学习，包括线上和线下课程，工作中做到理论与实际相结合。

### 4. 充分体现人文情感

根据照护对象的身体状况、愿望，制订健康教育的计划，选择适合照护对象的健康教育方法。

### 5. 掌握健康教育的技巧

组织健康与社会照护从业者交流实施健康教育中好的方法和技巧，激发其积极性，调动其创造性和主动性，以利于健康教育的发展。

## 世赛案例技能展示

### 1. 案例描述和任务

Smith 先生，24 岁，一周前因哮喘入院。按照医嘱，他需要每天使用峰值流速仪监测呼吸功能，并在随访卡片上进行记录。但他并没有实施监测，因为他认为这是在浪费时间。Smith 先生是一名图书管理员，和家人居住在一起。过去几个月他胖了几公斤，他不积极参加任何体育活动，两天抽一包烟。他喜欢同他的家人和他们的猫待在家里。

任务：你有 15 分钟的时间画一幅关于哮喘的海报，用它来向 Smith 先生及其家人开展健康教育。

（本案例和任务来源于第 45 届世界技能大赛健康与社会照护项目全国选拔赛技术文件。）

### 2. 海报制作要点

（1）字迹足够大，1 米外就能看到。

（2）海报每个主题部分都有一些设计或文字。

（3）至少使用 4 种不同的颜色。

（4）画出来的元素比写出来的要多。

（5）书写简短易懂。

（6）显示出最重要的主题。

（7）突出照护对象重要的照护问题，还要展示干预措施对照护对象的影响。

图 3–26 为第 45 届世界技能大赛健康与社会照护项目全国选拔赛参赛选手朱晶晶的作品。

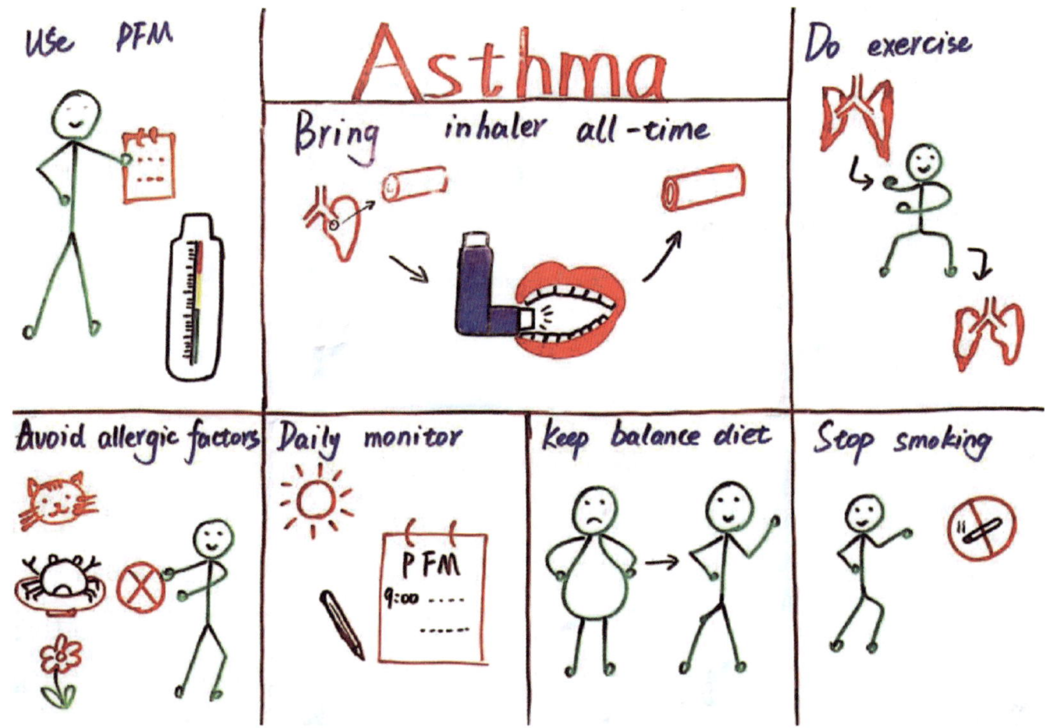


图 3–26　第 45 届世界技能大赛健康与社会照护项目全国选拔赛参赛选手朱晶晶作品

### 3. 点评

健康教育作为世界技能大赛健康与社会照护项目考核的一个重要方面，不仅体现在实操案例中对于照护对象的指导，也体现在制作健康海报，通过文书考核的方式对照护对象和家属进行健康教育。一般而言，健康教育的内容主要包括疾病知识

（如发病原因、症状、治疗等）、药物知识（如药物的作用、副作用，如何解决经常忘记吃药的问题等）、工具的使用（如呼吸训练仪、血糖仪、血压计、助行器等）、照护技能（如乳腺癌术后肢体康复训练、有效咳嗽技巧）及运动、饮食、心理等方面。本讲提到了健康教育方法的多样性，在健康与社会照护的竞赛中体现得淋漓尽致。选手可以通过讲授、展示、书写、画画等多种方式来达到健康教育的目的，即帮助照护对象理解、接受、改变和保持，并不断提升。由此可见，健康教育的重点是“人”，在这个过程中照护者应更关注“因人制宜”，融合评估、沟通和互动技巧，结合照护对象的需要及疾病、年龄、职业、生活习惯、喜好等多方面进行有针对性、个性化的健康教育，并最终评价对照护对象的影响和作用。

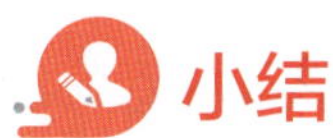

## 小结

健康教育是一门通过改变行为来促进健康的科学。它是一门交叉学科，以提高科学认知为基础、树立正确态度为关键、掌握保健技能为支持、改变行为为目标进行的工作。照护者应掌握健康教育的方法，灵活运用、因人而异，提升健康教育效果。

# 第 11 讲 促进健康生活方式

随着生活水平的不断提高，影响人们健康的因素也在不断变化。据统计，冠心病、癌症、脑血管疾病是目前造成死亡人数最多的三大疾病，而引发这三种疾病的主要因素之一是不良的生活方式。因此，改变不良的生活方式、提倡健康的生活方式是促进健康的重要途径。

## 一、健康生活方式的概念

健康不仅指没有疾病，还包括生理上、心理上和社交适应能力上的健康。生活方式是指不同层次的人群在其生活圈、文化圈内所表现的行为方式。

## 二、不良生活方式的危害

### 1. 久坐不动（图 3–27）

久坐不动，缺乏运动，长时间坐在电脑前或伏案工作，容易导致颈椎病、肥胖、糖尿病等。

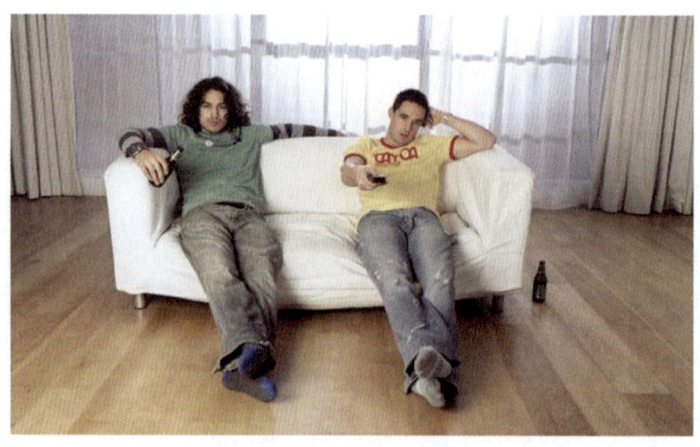

图 3–27　久坐不动

## 2. 饮食不规律(图 3-28)

饮食不规律是健康的隐形杀手。不吃早餐容易导致低血糖和注意力不集中，空腹还会使胃酸分泌过多，容易形成胃炎或胃溃疡。有的人将早餐和午餐并为一餐，晚餐大吃大喝，吃得晚又吃得多，这样会加重胃的负担，容易导致失眠、肥胖、记忆力减退等。

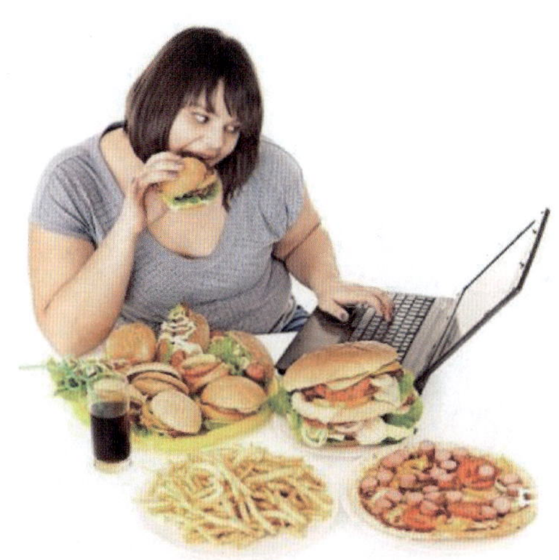

图 3-28 饮食不规律

## 3. 饮食结构不合理

现代的生活方式和食物烹饪方式改变了人们对营养的摄入。据调查，现代人摄入蔬菜的比例明显减少，取而代之的是大量高脂肪、高热量和高胆固醇饮食。饮食结构不合理是导致心脑血管疾病的重要原因之一。

## 4. 运动不足

随着社会的发展，人们的出行越来越快捷和便利。为了追求快节奏、节省时间，人们往往出门就坐车、抬腿就进电梯。据统计，有的人每天行走不足 200 步。实际上运动不足会导致很多疾病，如血液循环不畅、脑供血不足、肥胖、高血压、糖尿病等。

## 5. 长期熬夜

当今社会很多人将熬夜变为一种生活方式，拿睡觉的时间来工作或娱乐。长期睡眠不足会造成身体各器官的疲劳，而且会导致躁动、焦虑、忧郁等不良情绪反应。

## 6. 喝咖啡、吸烟（图 3-29）

有些人在学习和工作紧张、疲倦困顿的时候，就想靠喝咖啡、吸烟来提神。偶尔喝咖啡对身体影响不大，但咖啡饮用过量身体就会产生依赖。吸烟的危害是非常大的，如癌症、冠心病、高血压、慢性支气管炎、肺气肿、慢性气道阻塞、月经紊乱、受孕困难、宫外孕、雌激素低下、骨质疏松及更年期提前等疾病都与吸烟有关。

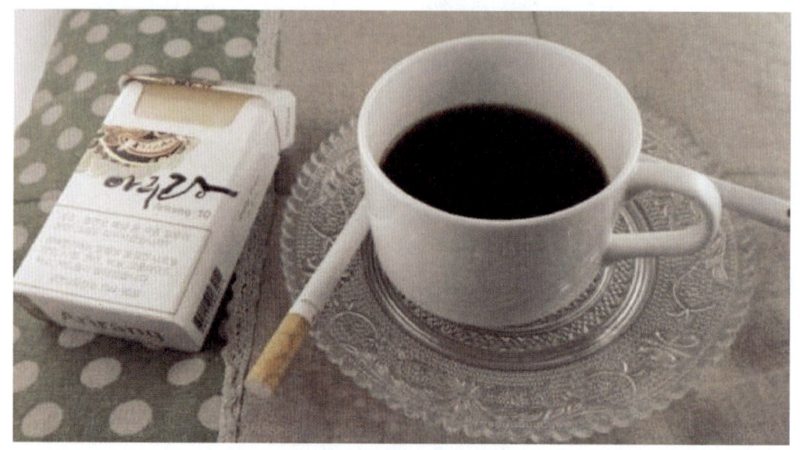

图 3-29 喝咖啡、吸烟

## 7. 滥用药物（图 3-30）

有的人生病了不是去医院，而是自行服药。如感冒发烧时自己服用抗生素，殊不知，长期服用抗生素可造成体内菌群失调、产生耐药性，引起感染及免疫力下降，甚至还会影响骨髓的造血功能。

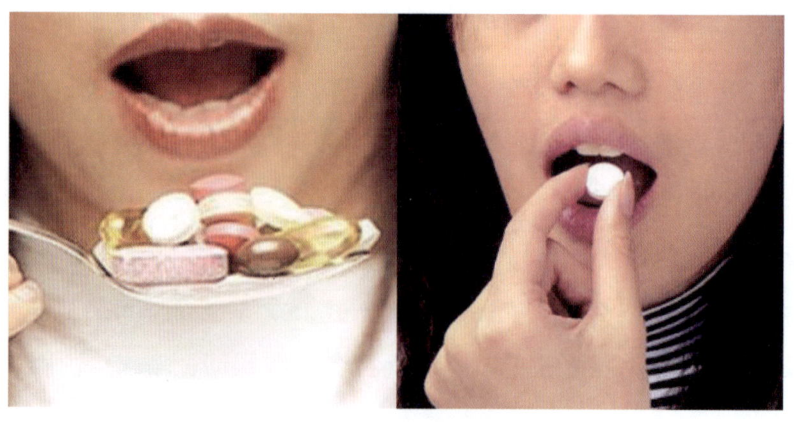

图 3-30 滥用药物

## 三、如何促进健康的生活方式

### 1. 加强健康教育

健康与社会照护从业者应通过健康教育的方式帮助人们了解卫生保健知识，树立正确的健康观念，养成有利于健康的行为和生活方式，进而预防疾病，促进健康，减轻或消除影响健康的危险因素，提高生活质量。

### 2. 合理膳食

平衡膳食是保障人体健康的基础和基本原则。每天摄入的营养物质应包括谷类、蔬菜、水果、肉类、奶类、豆类、蛋类、坚果类等食物（图 3-31）。蔬菜和水果是矿物质、维生素和膳食纤维的重要来源。奶类和豆类中富含钙、蛋白质和 B 族维生素。鱼、禽、蛋和瘦肉可以为人体提供优质蛋白质、维生素 A、B 族维生素等。食盐、食用油、添加糖和脂肪摄入过多是高血压、糖尿病、龋齿、肥胖和心脑血管疾病等慢性病发病率高的重要原因之一，因此，应当选择适宜的饮食。成年人食盐每日摄入量少于 6 克，食用油每日摄入量以 25 ~ 30 克为宜，糖每日摄入量最好控制在 25 克以下。此外，每日应当补充足量的水。提倡喝温开水，少喝含糖饮料。早上起床后喝一杯温开水，有利于促进血液循环、清洗胃肠道、促进排便。晚上睡觉前喝一小杯温开水，可以防止夜间缺水，但不能喝太多，以免夜尿增多而影响睡眠。

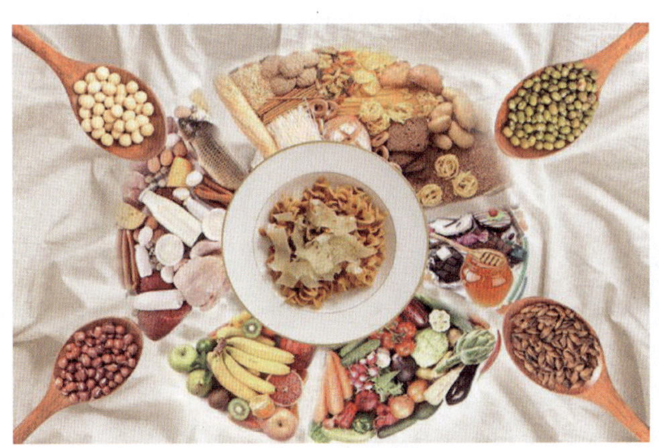

图 3-31　合理膳食

### 3. 合理运动

适量、合理、科学的运动是促进和保持身体健康的重要方法。合理运动有很多好处，如提高人体的适应能力、延缓衰老、缓解紧张情绪、促进良好的睡眠、提高工作效率、促进身体的血液循环和各器官功能、保持身材健美、改善全身的氧气供应、促进肠蠕动等。目前国际上推崇的运动方式是有氧运动，有氧运动的方式有很多种，如慢跑（图 3-32）、健身操、球类运动、游泳、跳舞、骑自行车、打太极拳等。

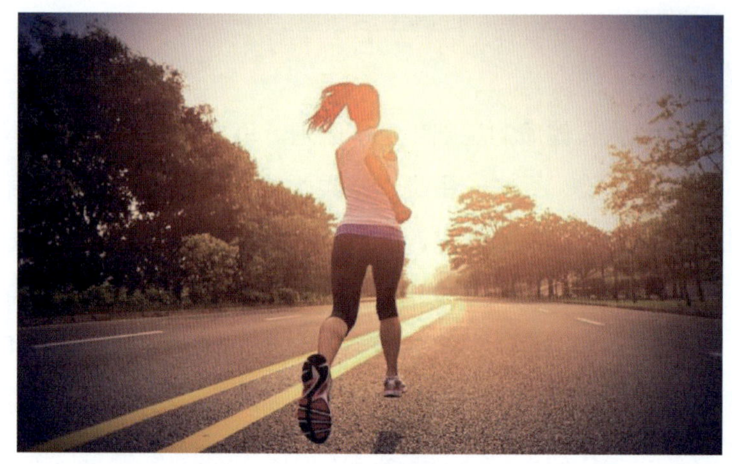

图 3-32　合理运动

## 4. 戒烟

吸烟是一种不文明和不健康的行为。吸烟可以导致很多种疾病，严重危害人类的健康。戒烟（图 3-33）可以减少癌症的发病率，降低心脑血管疾病的发生概率，降低患感冒、肺炎和支气管炎的危险性等。那么，应该如何戒烟呢?

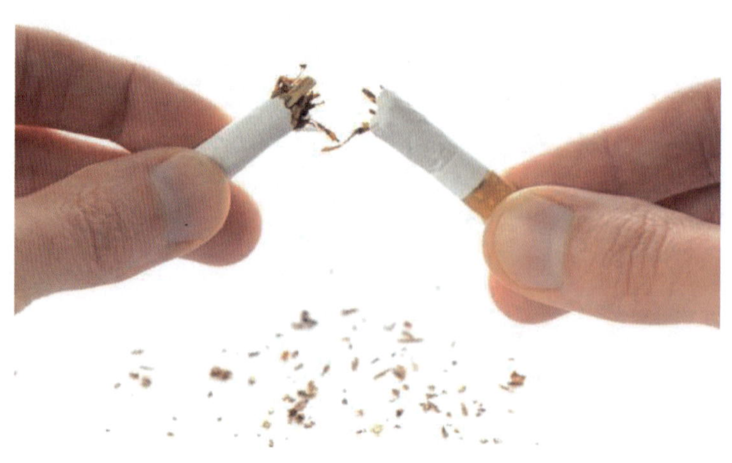

图 3-33　戒烟

第一，要很明确地告诉自己“我要戒烟”。一定要有很坚定的决心，不停地暗示自己一定要戒烟。

第二，要告诉身边的人你正在戒烟，避开使你产生吸烟想法的环境、活动、人和事物。

第三，制定戒烟目标。给自己制订一个计划，明确自己在多久内要戒掉烟。

第四，不要依靠所谓的药物或者烟的替代品来戒烟。戒烟实际上很大一部分靠自己的心理作用，必要时可以咨询医生。

第五，选一个适合自己的戒烟方法。常用的戒烟方法有一次全戒断法和减量法。一次全戒断法是指戒烟的前一天一次抽个够，直至厌恶香烟的气味，然后丢掉香烟、烟灰缸、打火机等可能会诱惑你吸烟的物品。减量法是指每日少抽几支烟，逐渐地减少抽烟的数量，直至不抽。

第六，奖励自己。承诺自己一些奖励，每当自己有了一些小的进步或者成功的时候就奖励自己一个礼物。

## 5. 合理睡眠

睡眠有缓解疲劳、恢复精力和体力、保护大脑、增强免疫力、促进生长发育、延缓衰老等作用（图 3-34）。因此，要养成规律的作息习惯，不熬夜或少熬夜，保证充足睡眠。午睡最好在中午十一点到下午一点之间，不要饭后立即躺下，否则容易影响消化，导致腹胀、便秘等症状，最好是在饭后半小时以后睡 30 到 40 分钟为宜。晚上十点之前上床睡觉为佳。营造一个适宜的睡眠环境（安静，光线较暗，温湿度适宜，身体感觉舒适），远离电视、电脑、手机等物品。睡前可以做一些能使心情放松的活动，如洗个热水澡、用热水泡脚、听轻音乐等。睡前不看恐怖片，睡前半小时不做剧烈运动。另外，睡前不要饮用咖啡、浓茶等饮品，因为这些饮品会让人精神兴奋，导致失眠。睡前不要抽烟，不暴饮暴食等。

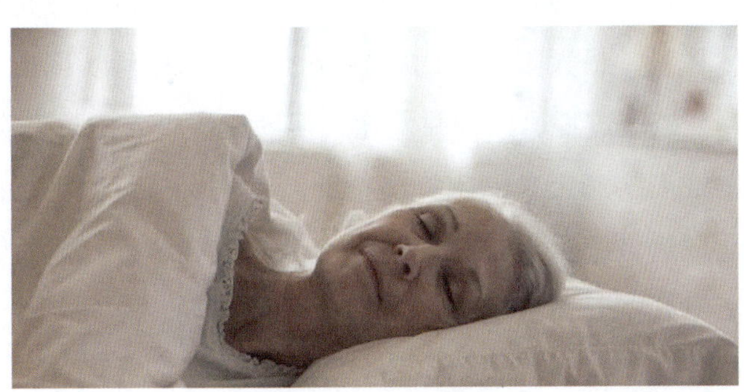

图 3-34 合理睡眠

### 6. 保持心情愉悦

日常生活中保持良好的心态，恰当地应对生活、工作和学习的压力。保持乐观、开朗、豁达的生活态度。培养兴趣和爱好，如琴棋书画等，既可以陶冶情操，又可以提升素养、丰富生活、提高社交能力。积极参加社会集体活动，多交朋友，建立良好的社会人际关系，这些都有助于保持身心平衡状态。学会倾诉与沟通，敢于表达释放自己的压力。根据自己的习惯、爱好找到适合自己的发泄方式，如痛哭一场、看一部喜剧片、逛街购物等。

## 世赛案例技能展示

### 1. 案例描述和任务

Rodrigues 先生患有慢性阻塞性肺疾病，今年 65 岁，烟龄 30 年。他多次尝试戒烟，但都失败了。他有肥胖史，喜欢吃甜食和高脂肪食物。目前他呼吸有问题，在家使用辅助氧疗。

任务：指导 Rodrigues 先生戒烟。

（本案例和任务来源于第 45 届世界技能大赛健康与社会照护项目技术文件。）

### 2. 操作步骤

评估照护对象吸烟史（如烟龄、每日吸烟量）→讲解吸烟和慢性阻塞性肺疾病的关系（如吸烟可以加重呼吸困难等）→评估照护对象过去的戒烟史，分析戒烟失败的原因→与照护对象共同制定戒烟方案，如制定减量目标、提供戒烟产品选择（如戒烟贴、戒烟糖等）→鼓励照护对象加入戒烟小组→必要时指导照护对象前往戒烟门诊，寻求专业医生的帮助。

### 3. 点评

健康与社会照护除了直接满足照护对象需求，更重要的任务是促进照护对象保持健康，提升生活质量，最大限度地回归独立、正常的生活。因此，帮助照护对象与慢性病友好相处、减缓进程、减少并发症，帮助亚健康人预防疾病的发生和恶化，促进人们适应老龄或者疾病带来的困扰，帮助所有人保持健康，是健康与社会照护永远追求的目标。促进健康生活方式，纠正不良习惯和嗜好，就是最为常用而有效的方式。健康生活方式主要体现在平衡膳食、合理运动、充分睡眠、戒除烟酒等多个方面。世界技能大赛关注照护者对照护对象原有生活方式的评估，以及通过分析原有不良生活方式带来的弊端、与照护对象商讨改变生活方式的计划，积极发挥照护对象的主动性，从而达到促进健康生活方式的目的。

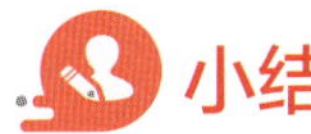

## 小结

促进健康生活方式的核心是养成良好的生活习惯，它需要坚持不懈，但很多照护对象常常半途而废。因此，促进健康生活方式的重点是培养照护对象的自主性和主导性，从而通过良好的生活方式促进照护对象健康。

# 第 12 讲 评判性思维能力

评判性思维（critical thinking）是照护实践中常用的科学思维，是一个提问和反思的过程，也是一个审慎和理性的思考过程。评判性思维有助于照护者对照护过程中的复杂问题进行有目的、有意义的自我调控的判断、反思、推理和决策，能够提高照护工作的科学性和实效性。

## 一、什么是评判性思维？

在照护实践中，评判性思维是照护者发现照护问题、做出合理决策的基础。对于每一个独立的照护者，面对千差万别的照护对象，每时每刻都处于发现问题并做出决策的过程中，因此评判性思维能力非常重要。

### 1. 评判性思维的概念

评判性思维也称批判性思维，是指人们在复杂的情境中，在反思的基础上，灵活应用已有的知识和经验，对问题的解决方法进行选择，并加以分析、推理，最后做出合理的判断和正确的取舍的综合性思维模式。20 世纪 80 年代以后，评判性思维能力在教育界受到高度重视，逐渐成为各领域人才培养的核心能力。评判性思维理念关注的核心问题是逻辑知识与逻辑思维能力之间的关系，或者更简单地说，是知识和能力之间的关系。

### 2. 评判性思维的特点

评判性思维是一个主动、独立思考和反思的过程，具有以下特点。

#### （1）主动性和独立性

照护者不是盲从于他人的行为或被动地接受权威观点，而是主动运用已有的知识、经验和技能，对收集到的信息、他人的观点或权威观念进行积极、独立的思考，做出合理的分析和判断。

（2）反思性和推理性

在不断提出问题、深入探究的过程中，照护者需要有不断反思的意识和批判的精神，运用严格、精准的推理，鉴别问题、提出和验证假说、制定决策或形成推论。

（3）创新性和开放性

评判性思维在审慎分析资料的同时，也需要用开放的态度来听取不同的观点，广泛交流，促进认识和实践的发展，进而产生创造性的想法和见解。

## 二、如何判断是否具备评判性思维能力?

照护者要经常反思自己是否具备评判性思维的态度和技能，明确自己已具备哪些评判性思维的态度和技能，需要继续培养和发展哪些技能。世界技能大赛要求选手确认和描述反思事件，分享当时的感受，评价事件、分析事件，做出结论并提出下一步的改进方案，裁判也会通过选手的反思报告来评价其评判性思维能力。

常用的测量评判性思维能力的工具有很多，此处仅介绍香港理工大学彭美慈等修订的中文版评判性思维能力量表 CTDI-CV（见表 3-1）。

CTDI-CV 主要用于考察护理专业学生的评判性思维能力。测评共 70 个条目，包括求知欲、认知成熟度、寻求真相、分析能力、开放思想、评判性思维的自信心、系统化能力 7 个方面，每个方面 10 个条目。评分标准为 6 级评分，“非常赞同”计 6 分,“赞同”计 5 分,“基本赞同”计 4 分,“基本不赞同”计 3 分,“不赞同”计 2 分,“非常不赞同”计 1 分；负性条目 40 个，采用反向计分。量表总分为 70 ~ 420 分，210 分以下表示负性评判性思维能力，210 ~ 280 分表示评判性思维能力较弱，281 ~ 349 分表示正性评判性思维能力，350 分及以上表示较强的特质表现。该量表在国内使用较为广泛，具有较好的信度和效度，Cronbach 的 α 值为 0.90，特质的 α 值为 0.54 ~ 0.77。

表 3-1　　中文版评判性思维能力量表（CTDI-CV）

以下每条问题均有一行分为 6 级的格子，请将您选择的方框用“√”标识出来。

| 条目 | 非常赞同 ——► 非常不赞同 | | | | | |
|---|---|---|---|---|---|---|
| 1. 当面对困难时，要考虑事件所有的可能性，这对我来说是不可能做到的 | □ | □ | □ | □ | □ | □ |
| 2. 研究新事物能使我的人生更丰富 | □ | □ | □ | □ | □ | □ |
| 3. 最好的论点往往来自于对某个问题的瞬间感觉 | □ | □ | □ | □ | □ | □ |
| 4. 我的注意力很容易受到外界环境影响 | □ | □ | □ | □ | □ | □ |
| 5. 面对有争议的论题，要从不同的见解中选择其一是极不容易的 | □ | □ | □ | □ | □ | □ |
| 6. 当他人只用浅薄的论据去为好的构思护航，我会感到着急 | □ | □ | □ | □ | □ | □ |
| 7. 所谓真相，不外乎个人的看法 | □ | □ | □ | □ | □ | □ |
| 8. 我总会先分析问题的重点所在，然后才解答它 | □ | □ | □ | □ | □ | □ |
| 9. 我欣赏自己拥有精确的思维能力 | □ | □ | □ | □ | □ | □ |
| 10. 对某件事如果有四个理由赞同，而只有一个理由反对，我会选择赞同这件事 | □ | □ | □ | □ | □ | □ |
| 11. 付出高的代价（如金钱、时间、精力），便一定能换取更好的意见 | □ | □ | □ | □ | □ | □ |
| 12. 学校里大部分的课程是枯燥无味的，不值得去选修 | □ | □ | □ | □ | □ | □ |
| 13. 需要思考而非全凭记忆作答的测验较适合我 | □ | □ | □ | □ | □ | □ |
| 14. 我可以不断谈论某一问题，但不在乎问题是否得到解决 | □ | □ | □ | □ | □ | □ |
| 15. 我的好奇心和求知欲受到别人欣赏 | □ | □ | □ | □ | □ | □ |
| 16. 即使有证据与我的想法不符，我仍会坚持我的想法 | □ | □ | □ | □ | □ | □ |
| 17. 在小组讨论时，若某人的见解被其他人认为是错误的，他便没有权利去表达意见 | □ | □ | □ | □ | □ | □ |
| 18. 我并不是一个很有逻辑的人，但却常常装作有逻辑 | □ | □ | □ | □ | □ | □ |
| 19. 我很容易整理自己的思维 | □ | □ | □ | □ | □ | □ |
| 20. 当面对一个重要抉择前，我会先尽力搜集一切有关的资料 | □ | □ | □ | □ | □ | □ |
| 21. 面对问题时，因为我能做出客观的分析，所以我的同辈会找我做决定 | □ | □ | □ | □ | □ | □ |
| 22. 当我持开放的态度，便不知道什么是真、什么是假 | □ | □ | □ | □ | □ | □ |
| 23. 当我看见新产品的说明书复杂难懂时，我便放弃继续阅读下去 | □ | □ | □ | □ | □ | □ |
| 24. 了解别人对事物的想法，对我来说是重要的 | □ | □ | □ | □ | □ | □ |

续表

| 条目 | 非常赞同 ——► 非常不赞同 | | | | | |
|---|---|---|---|---|---|---|
| 25. 我的信念都必须有依据支持 | □ | □ | □ | □ | □ | □ |
| 26. 如果可能的话，我会尽量避免阅读 | □ | □ | □ | □ | □ | □ |
| 27. 人们说我做决定时过于冲动 | □ | □ | □ | □ | □ | □ |
| 28. 学校里的必修科目是浪费时间的 | □ | □ | □ | □ | □ | □ |
| 29. 处理复杂的问题时，我感到惊慌失措 | □ | □ | □ | □ | □ | □ |
| 30. 外国人应该学习我们的文化，而不是我们去了解他们的文化 | □ | □ | □ | □ | □ | □ |
| 31. 人们认为我做决定时犹豫不决 | □ | □ | □ | □ | □ | □ |
| 32. 要反对别人的意见，就要提出理由 | □ | □ | □ | □ | □ | □ |
| 33. 当我表达自己的意见时，要保持客观是不可能的 | □ | □ | □ | □ | □ | □ |
| 34. 我对自己能够想出有创意的选择很满足 | □ | □ | □ | □ | □ | □ |
| 35. 我正尝试少做主观的判断 | □ | □ | □ | □ | □ | □ |
| 36. 我发现自己常评估别人的论点 | □ | □ | □ | □ | □ | □ |
| 37. 对自己所相信的事，我是坚信不疑的 | □ | □ | □ | □ | □ | □ |
| 38. 主动尝试去解决各样的难题，并非那么重要 | □ | □ | □ | □ | □ | □ |
| 39. 他人不应该强迫我为自己的意见做辩护 | □ | □ | □ | □ | □ | □ |
| 40. 做决定时，其他人期待我去制定适当的准则做指引 | □ | □ | □ | □ | □ | □ |
| 41. 我期待面对富有挑战的事物 | □ | □ | □ | □ | □ | □ |
| 42. 研究外国人的想法是很有意义的 | □ | □ | □ | □ | □ | □ |
| 43. 我的求知欲很强 | □ | □ | □ | □ | □ | □ |
| 44. 我只会寻找一些支持我看法的事实，而不会去寻找一些反对我看法的事实 | □ | □ | □ | □ | □ | □ |
| 45. 解决难题是富有趣味性的 | □ | □ | □ | □ | □ | □ |
| 46. 我对自己能够了解他人的观点很满足 | □ | □ | □ | □ | □ | □ |
| 47. 用“比喻”去理解问题，像在公路上驾驶小船 | □ | □ | □ | □ | □ | □ |
| 48. 我可以算是个有逻辑的人 | □ | □ | □ | □ | □ | □ |
| 49. 我喜欢探寻事物是如何运作的 | □ | □ | □ | □ | □ | □ |
| 50. 当问题变得棘手时，其他人会期待我继续处理 | □ | □ | □ | □ | □ | □ |
| 51. 处理难题时，我会首先弄清问题的症结所在 | □ | □ | □ | □ | □ | □ |
| 52. 我对争议性话题的意见，大多跟随最后与我谈论的人 | □ | □ | □ | □ | □ | □ |
| 53. 无论什么话题，我都渴望知道更多相关的内容 | □ | □ | □ | □ | □ | □ |
| 54. 要知道哪一个是较好的解决方法，是不可能的 | □ | □ | □ | □ | □ | □ |

续表

| 条目 | 非常赞同 ——→ 非常不赞同 | | | | | |
|---|---|---|---|---|---|---|
| 55. 解决难题的最好方法是向别人问取答案 | □ | □ | □ | □ | □ | □ |
| 56. 有很多问题我会害怕去寻找事实的真相 | □ | □ | □ | □ | □ | □ |
| 57. 我善于有条理地去处理问题 | □ | □ | □ | □ | □ | □ |
| 58. 我对不同的世界观（如进化论、有神论）持开放态度，认为并不是那么重要 | □ | □ | □ | □ | □ | □ |
| 59. 我会尽量去学习每一样东西，即使我不知道它们何时有用 | □ | □ | □ | □ | □ | □ |
| 60. 生活的经验告诉我，处事不必太有逻辑 | □ | □ | □ | □ | □ | □ |
| 61. 事物的本质和它的表象是一致的 | □ | □ | □ | □ | □ | □ |
| 62. 既然我知道怎样做这个决定，我便不会反复考虑其他的选择 | □ | □ | □ | □ | □ | □ |
| 63. 有权势的人所作的决定便是正确的决定 | □ | □ | □ | □ | □ | □ |
| 64. 我们不知道应该用什么标准来衡量绝大部分问题 | □ | □ | □ | □ | □ | □ |
| 65. 每个人都有权利发表他们的意见，但我不会理会他们 | □ | □ | □ | □ | □ | □ |
| 66. 我善于策划一个有系统的计划去解决复杂的问题 | □ | □ | □ | □ | □ | □ |
| 67. 个人的经验是验证真理的唯一标准 | □ | □ | □ | □ | □ | □ |
| 68. 我害怕在课堂上提问 | □ | □ | □ | □ | □ | □ |
| 69. 我经常反复思考在实践和经验中的对与错 | □ | □ | □ | □ | □ | □ |
| 70. 我不会怀疑众人都认为是理所当然的事 | □ | □ | □ | □ | □ | □ |

注意：计分时，请区分反向计分项目，并累计各个维度的条目，从而获得个人的评判性思维整体能力及各个维度的情况。相关资料可以通过网上查询获得，或者可以咨询相关专业人员。

## 三、如何提升评判性思维能力？

在复杂的照护情境中，运用评判性思维对照护对象做出合理的决策以满足其需要，是照护者应具备的重要能力。

### 1. 建立循证理念，不断学习相关政策、法规和标准、指南

与照护相关的政策和法规可以为照护行为提供法律依据，标准、指南和研究证据可以为制定决策提供专业指导。在照护过程中，照护者需要树立循证理念，审慎、明确、明智地将当前所能获得的最佳研究证据和照护经验与照护对象的意愿相结合，根据实际情况加以甄选、实践，不断积累经验，在某一特定领域做出符合照护对象需求的照护决策。

### 2. 通过反思报告，不断比较、质疑、创新，尝试采取不同的方式灵活解决问题

反思不仅可以针对出现的问题主动寻找解决问题的途径，更加全面地观察与思考、深入理解问题，获得照护的最佳实践，还能够认识到知识的薄弱之处，将心理困惑表达出来，抒发压力和焦虑，增加对照护实践的信心。在照护过程中，可以运用吉布斯反思循环来进行反思。吉布斯反思循环将反思分为描述、感觉、评价、分析、总结及行动计划 6 个步骤，可促使照护者主动记录、反思自己所学的知识和获得的经验、感受、困惑，各抒己见，积极参与讨论，提高学习的兴趣和主动性，有助于照护者从经验中发现新的观点和信息，促进其查阅文献能力、临床应急能力和评判性思维能力的发展。

### 3. 在扎实的基础知识和技能的基础上，不断灵活创新，以解决问题为根本

照护者在日常学习和实践过程中，需要尝试运用学到的知识和技能，并不断思考，分析原因，评价利弊，跳出常规，探索不同的、更好的方式，且照护过程中始终以照护对象的需求为根本，经常问自己："这样做适合对方吗？对方满意吗？解决了对方的问题吗？""如果对方需求发生变化，是不是可以换个做法？""每个人都是不同的，情况也是千变万化，是不是可以换个更好的方式？"同时避免这样的想法："老师就是这样教我们的。""规定都是这样，我也没有办法。""大家都是这样做的，我照做即可。"照护工作的创新不一定意味着彻底改变或者从无到有，不一定意味着全新的方法或者用具的发明，而是体现在日常工作中因人而异、更好地解决实际问题的新颖思路上。

### 4. 主动学习，不断提升评判性思维能力和决策能力

照护者应具备"终生学习"的理念，采用线上与线下结合的方式主动学习。线上通过自主探究不断吸纳新知识，线下通过参与式学习、以问题为导向的学习、模拟情境演练学习等方法，用真实的临床案例分析、伦理困境讨论、角色扮演、操作演示、社会实践等形式，增加体验，提升质疑、比较和创新能力。

## 世赛案例技能展示

### 1. 案例描述和任务

Vittoria 女士，59 岁，一年前诊断为路易体痴呆，在长期照护中心已入住 6 个

月。Vittoria 有幻觉，认为有人在她房间一直在偷她的东西。她总是说她必须去学校接她的女儿 Marta，而实际上她的女儿 Marta 已经 25 岁了。Marta 和她丈夫 Paulo 一个月来看她一次。Vittoria 过去一直在农场工作，她非常喜欢动物。有时她在听音乐时会平静下来。

任务：请用 45 分钟写一份文字报告，描述在刚才的照护过程中发生的一件学习性事件，写出你当时的感受、当时采取的行动、你的分析和评价及结论，还有你下一步的提升计划。请写在 A4 纸张的一面上。

（本案例和任务来源于第 45 届世界技能大赛健康与社会照护项目技术文件。）

### 2. 操作步骤

确认并描述在实践过程中引发反思的学习性事件（如 Vittoria 不能理解现状，坚持要抓小偷或者接女儿造成你无能为力，或者 Vittoria 突然情绪失控使你手足无措，或者 Vittoria 喜欢参与你提出的动物话题让你非常欣喜等）→描述当时的感受，可以是好的感受和不好的感受，以及当时应对这一情况所采取的措施和行动→对事件进行分析，侧重于为什么发生这样的情况、事件的深层次原因和理论基础等→评价这一事件及其处理过程，即这个事件对你和 / 或 Vittoria 正确的、积极的影响，以及错误的、负面的影响→总结事件带来的思考→提出下一步的提升计划，包括这一次事件如何做得更好，以及如果下一次再发生这样的情况，该采取怎样不同的做法等。

### 3. 点评

评判性思维能力是世界技能大赛健康与社会照护技能中非常重要的元素之一。根据比赛的要求，照护者必须与完全不熟悉的标准化患者配合，完成一系列的沟通、评估、照护和评价过程，其中互动的要求非常高，必须模拟真实场景。因此，照护者必须具备质疑、反思和评判的能力，结合真实情况和个性化需求，灵活、创新地解决问题，而不是墨守成规、故步自封或因循守旧，单纯去完成任务。

## 小结

评判性思维是对照护者的高阶要求，要求照护者有循证的理念，在反思的基础上，对照护过程中的复杂问题进行有目的、有意义的自我调控的判断、推理和决策，提高照护工作的科学性和实效性。照护者需要在工作中主动培养和发展评判性思维能力。

## 探究与思考

1. 王先生，72 岁，一月前因突发脑血管意外入院。经积极治疗和康复锻炼，王先生右侧肢体可以抬起，但不能用力，需要借助轮椅活动。此外，他的吞咽功能受到影响，吃饭会偶有呛咳发生；口角歪斜，说话含糊不清；大小便失禁；床上翻身困难。王先生计划入住养老机构，寻求专业照护。

请问：

（1）王先生的身体状况可能会涉及哪些健康与社会照护技能？

（2）受吞咽障碍的影响，照护对象一旦发生噎食，作为照护者接下来将要采取哪些措施？

2. 李女士，32 岁，单身，公司白领，下班后喜欢和朋友聚会喝酒，经常熬夜至深夜。她饮食喜好辛辣，经常因为赶时间不吃早餐。她不爱运动，周末会用来睡觉和躺床上追剧。

请问：

（1）李女士存在哪些不良的生活方式？

（2）照护者可以采取哪些措施和方法来协助李女士改善不良的生活方式？

3. 在我国已有超过 2 亿的高血压患者，平均每 3 名成年人中就有一名高血压患者。血压持续高会损害心、脑、肾和主动脉等，最终导致脑出血、心力衰竭、肾功能衰竭等严重并发症，严重影响健康甚至威胁生命。

请制作一张高血压健康教育的海报，重点关注高血压疾病知识普及及预防措施。

# 第 4 课

# 我国为什么要推动健康与社会照护职业技能的发展？

为了更好地理解和认识“健康与社会照护”这一职业技能，我们首先要了解我国健康卫生领域的职业发展状况，进一步探讨健康与社会照护职业技能在我国发展的重要意义。

# 第 1 讲
# 我国健康卫生领域的职业发展现状

改革开放以来，我国医疗卫生事业得到了快速的发展，老年护理产业也蓬勃兴起，相关职业和认证体系在不断完善，但在健康与社会照护方面的职业鉴定考评和社会认知刚刚起步。本讲重点介绍我国健康卫生领域现有的相关职业种类、标准及鉴定要求等内容。

## 一、我国健康卫生领域有哪些职业类别？如何进行职业资格考核认定？

根据人力资源社会保障部 2019 年 1 月发布的《国家职业资格目录》清单，我国健康卫生领域的职业资格及岗位包括以下内容。

### 1. 专业技术人员职业资格

卫生专业技术人员职业资格中由国家卫生健康委员会进行考核鉴定和准入管理的职业资格有医生（全科医生、专科医生）、护士（专科护士、社区护士等）、技师、母婴保健服务技术人员等；由民政部、人力资源社会保障部考核鉴定的职业资格有社会工作者等。

### 2. 技能人员职业资格

健康卫生领域技能人员职业资格的考核鉴定和准入管理由人力资源社会保障部、国家卫生健康委员会和行业协会等分别或联合管理。这类职业资格包括康复矫正服务人员（助听器验配师、口腔修复体制作工等）、健康咨询服务人员（健康管理师和生殖健康咨询师）、保健服务人员（保健调理师）、生活照料服务人员（孤残儿童护理员、育婴员和保育员）等。

### 3. 部分传统的健康卫生领域中的职业资格

健康卫生领域中部分传统的职业资格已被取消或考核鉴定权力已下放至社会有关机构或一直未被纳入职业资格目录，如各类护理员（包括医疗辅助护理员、养老护理员、月嫂、生活管家等）。这些职业在社会上广泛存在，且需求很高。这些职业的从业人员整体素养和专业知识技能结构不能完全满足当前社会广大群众的健康照护需求，他们还需要进一步接受系统规范的基础培训和考核鉴定，并持续不断地学习和提升自我能力。同时，针对这些职业从业人员的专业和职业晋升通道非常少。

### 4. 尚在制定职业资格考核认定标准的职业

近几年来，健康卫生领域新发展的职业有健康照护师、社群健康助理员、老年人能力评估师等，但目前还没有被社会大众广泛认知，相关职业领域和考核鉴定机构也尚未明确。

## 二、我国现有的健康卫生领域职业技能标准有哪些？各类职业的工作内容和职责是什么？

除医生、护士必须通过相关执业资格考试外，我国现有的健康卫生领域其他职业资格均为水平评价类。下面介绍几种常见职业的职业定义、等级和工作内容。

### 1. 养老护理员

2019 年 10 月，人力资源社会保障部、民政部联合颁布《养老护理员国家职业技能标准（2019 年版）》，分为“职业道德”“基础知识”和“工作要求”三部分。其中“工作要求”部分包括生活照护（五级和四级要求）、基础照护、康复服务、心理支持、照护评估、质量管理（二级和一级要求）及培训指导。

#### （1）职业定义

养老护理员是指从事老年人生活照料、护理服务工作的人员。

#### （2）职业技能等级与工作内容

本职业共设五个等级，分别为：五级 / 初级工、四级 / 中级工、三级 / 高级工、二级 / 技师和一级 / 高级技师。本教材主要介绍目前考核鉴定的初、中、高三级。

1）五级 / 初级工：生活照护、基础照护和康复服务三个部分共 12 项具体工作内容，技能要求相对比较基础和简单。

2）四级 / 中级工：生活照护、基础照护、康复服务及心理支持四个部分共 16

项具体工作内容，其技能要求较五级有所增加。

3）三级 / 高级工：基础照护、康复服务、心理支持及培训指导四个部分共 11 项具体工作内容，对技能的要求更加专业。

## 2. 育婴员

人力资源社会保障部于 2019 年制定《育婴员国家职业技能标准》并颁布施行。

### （1）职业定义

育婴员是指在 0 ~ 3 岁婴幼儿家庭从事婴幼儿日常生活照料、护理和辅助早期成长的人员。

### （2）职业技能等级与工作内容

本职业共设三个等级，分别为：五级 / 初级工、四级 / 中级工和三级 / 高级工。

1）五级 / 初级工：生活照料、保健与护理、健康与管理及教育实施四个部分共 16 项具体工作内容。

2）四级 / 中级工：生活照料、保健与护理、健康与管理及教育实施四个部分共 14 项具体工作内容，其专业技能要求更多。

3）三级 / 高级工：生活照料、保健与护理、健康与管理、教育实施及指导与培训五个部分共 15 项具体工作内容，其对专业技能和专业服务内涵的要求和占比更高。

## 3. 保育员

《保育员国家职业技能标准》也是由人力资源社会保障部于 2019 年制定并颁布实施的。

### （1）职业定义

保育员是指在托幼园所、社会福利机构及其他保育机构中，从事儿童基本生活照料、保健、自理能力培养和辅助教育工作的人员。

### （2）职业技能等级与工作内容

本职业共设三个等级，分别为：五级 / 初级工、四级 / 中级工和三级 / 高级工。

1）五级 / 初级工：卫生管理与教育、生活管理与教育、健康管理与教育及辅助教育活动与家长工作四个部分共 14 项具体工作内容。

2）四级 / 中级工：卫生管理与教育、生活管理与教育、健康管理与教育及辅助教育活动与家长工作四个部分共 12 项具体工作内容，其对专业教育和照护技能的要求有所增加。

3）三级 / 高级工：卫生管理与教育、生活管理与教育、健康管理与教育、辅助教育活动与家长工作及培训与指导五个部分共 15 项具体工作内容，其对专业内涵和技能水平的要求更高。

## 4. 健康管理师

### （1）职业定义

健康管理师是指从事个体或群体健康状况监测、分析、评估，以及健康咨询指导和健康危险因素干预等工作的人员。

### （2）职业技能等级与工作内容

本职业共设三个等级，分别为：三级 / 高级工、二级 / 技师、一级 / 高级技师。健康管理师的主要工作内容包括健康监测、健康风险评估和分析、健康指导、健康危险因素干预，以及指导、培训与研究等。不同等级健康管理师的工作难易不同，工作内容的比例也有相应调整。

## 5. 健康照护师

健康照护师为我国就业培训技术指导中心于 2020 年 1 月公布的最新职业之一。

### （1）职业定义

健康照护师是指运用基本医学护理知识与技能，在家庭、医院、社区等场所，为照护对象提供健康照护及生活照料的人员。

### （2）职业技能等级与工作内容

健康照护师的职业标准尚未正式发布。本职业共设五个等级，分别为：五级 / 初级工、四级 / 中级工、三级 / 高级工、二级 / 技师、一级 / 高级技师。健康照护师的主要工作内容包括生活照料、基础照护、健康问题照护、活动与康复、心理照护、健康教育、照护管理、培训指导及技术改进等。不同等级健康照护师的工作难易不同，工作内容的比例也有相应调整。

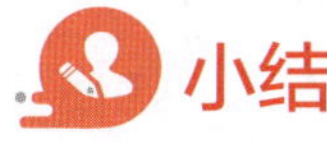

## 小结

我国健康卫生领域相关职业的分级和主要工作领域各不相同，对从业者的职业能力要求也不同，各个职业之间存在一定的交叉和兼容，可以满足不同人群的需求。当然，我国健康卫生领域还需要根据人民需求呈现的多样化，借鉴国外较成熟的发展经验，不断完善和提升。

# 第 2 讲
# 推动健康与社会照护职业技能发展的必要性和重要性

为什么在我国推动健康与社会照护技能是非常重要和必要的？接下来我们从人们对于健康的理解和需求的改变谈起，再结合我国健康照护从业人员的现状，分析健康与社会照护职业技能发展的迫切性。

## 一、人们对于健康的理解和需求的改变

### 1. 对健康理解的改变

过去人们对健康的认识是：只要没有生病，就是身体好，就是健康。随着社会、经济的发展，人们对健康的理解也发生了变化，越来越多的人开始认识到健康不仅是身体上不生病，而且还包括精神、心理、社交等方面的健康，是一种生命质量的体现。

世界卫生组织（WHO）给健康下的定义是：身体、精神及社会活动中的完美状态。因此，现代人的健康内容包括躯体健康、心理健康、道德健康和社会适应良好等方面。

躯体健康也称生理健康，通常有明确的标准，如生长发育、成熟衰老等。而有些健康标准还可以用量化的指标来描述，如人体的体温标准是 36 ~ 37 ℃，血压低压（舒张压）的标准是 60 ~ 89 毫米汞柱、高压（收缩压）的标准是 90 ~ 139 毫米汞柱，心率的标准是 60 ~ 100 次 / 分等。

心理健康对人的行为起着主导作用。面对不同的人生境遇，人们需要有健康的心理才能适应各种各样的环境、处理形形色色的事情，才能拥有五彩缤纷的人生。

道德健康是指不能以损害他人的利益来满足自己的需要，能按照社会认可

的行为道德来约束自己及支配自己的思维和行动，具有辨别真伪、善恶、荣辱的是非观念和能力。只有道德健康，才可能有良好的文明行为，社会才能更加和谐繁荣。

综上，健康的理念早已不是单一的身体健康，而是一个综合的关于全人生命质量的体现。这也告诉我们，未来健康与社会照护技能的发展一定是综合技能的发展。

## 2. 对健康需求的改变

我国是目前全球最大的发展中国家，也是经济发展最快的国家。我国 2020 年已实现全面脱贫，人民生活水平、医疗保障得到了极大的提高，孕产妇、出生婴儿死亡率下降，人口寿命延长。但与此同时，慢性病发病率逐渐上升，已成为我国居民死亡的主要原因。

### （1）老龄化现状与照护需求

自 2001 年，我国 65 岁及以上人口占比达 7.1%，已达到联合国规定的“老龄化社会”标准。国家统计局的数据显示，截至 2018 年年底，我国 60 岁及以上人口达 2.49 亿人，占全国总人口的 17.9%，65 岁及以上人口超过 1.6 亿人，占全国总人口的 11.9%。预计到 2050 年，我国 60 岁及以上人口将达到全国总人口的 1/3，此时老年人慢性病、多病共存及其对医疗照护、长期照护的需求将更加凸显。2001—2050 年我国 65 岁及以上人口的占比如图 4-1 所示。

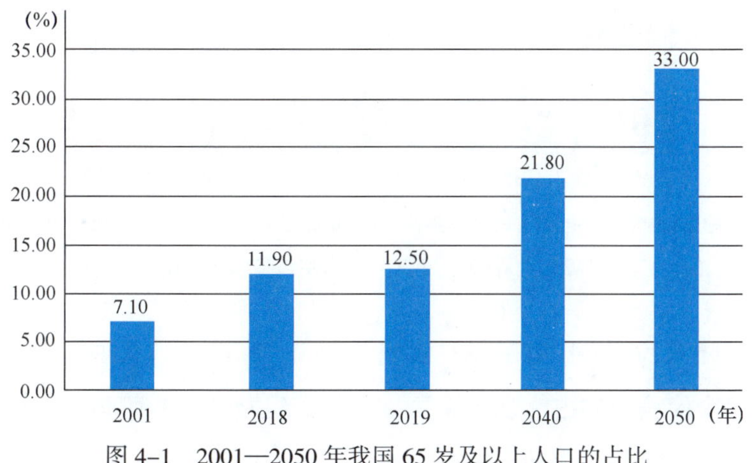


图 4-1　2001—2050 年我国 65 岁及以上人口的占比

### （2）慢性病现状与照护需求

慢性病是对一大类无法彻底治愈，需要长期甚至终身治疗、康复、护理的非传染性疾病的总称。常见的慢性病有糖尿病、类风湿性关节炎、帕金森病、高血脂症、失智症等。

慢性病容易造成心、脑、肾等重要脏器的损害或造成残疾，影响人的正常劳动能力和生活质量，而且通常医疗、康复及护理费用昂贵，给社会和家庭带来不小的经济负担。

WHO 数据显示，在全球范围内，慢性病造成的死亡人数占所有死亡人数的 60% 左右。其中，心血管疾病、恶性肿瘤、慢性呼吸系统疾病和糖尿病这四类疾病造成的死亡人数约占所有慢性病死亡人数的 82%。

科学研究发现，慢性病的发病原因 60% 取决于个人的生活方式，同时还与遗传因素、社会因素、医疗因素和气候因素等有关（图 4-2）。在生活方式中，膳食结构不合理、身体活动不足、吸烟和过量饮酒是慢性病的四大危险因素。而体育锻炼过少和日常活动减少是慢性病发生的首要因素。

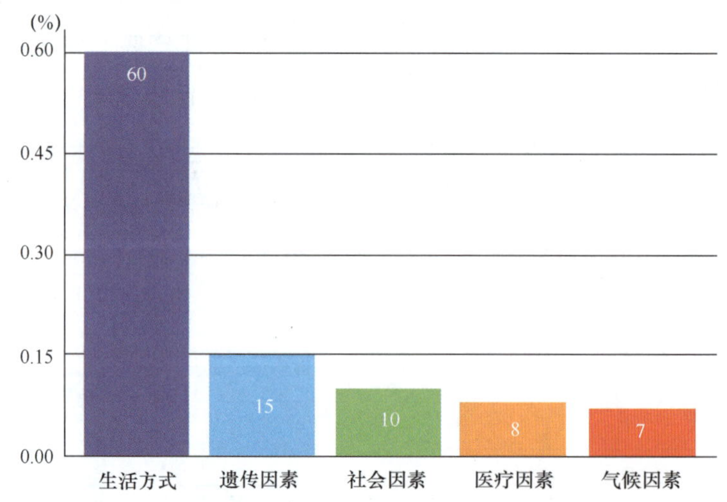


图 4-2 世界卫生组织关于影响健康因素的总结

近年来，随着我国人口老龄化、疾病谱变化、家庭结构及生活方式变化等，慢性病在我国整个疾病中的占比逐年增高，因此实现慢性病的可防可控迫在眉睫。发展健康与社会照护专业，提升照护技能，可以为大量因疾病（包括阿尔茨海默病等认知障碍）或处于伤残状态下（即出现功能性损伤）致长期生活无法自理的人群提供各种支持性的个人和社会服务。

## 3. 社会结构的改变

社会结构，广义地讲，它可以指经济、政治、社会等各个领域、多方面的结构状况；狭义地讲，它主要指社会阶层结构。社会结构的主要指标包括种群的数量结构、家庭架构、组织结构、收入结构、消费结构、城乡结构、区域结构、阶层结构等。

我国经济的发展和人民生活水平的提高对种群数量结构（如人口出生率、人口自然增长率、人口死亡率等）有着直接的影响。自 20 世纪 70 年代我国开始实施计划生育政策后，我国的家庭结构逐渐向家庭规模小型化、类型多样化发展，当家庭成员因健康问题需要被照护的时候其需求必然会发生改变。同时，组织结构、收入结构、消费结构的改变影响着国家对提供健康照护服务组织建设的投入，也影响着社会、个人、家庭为自我健康的投入。

在经济结构变化和我国居民居住政策改变的双重驱动下，我国城乡结构也发生了巨大的变化，城市化发展持续进行中。城镇人均医疗保健支出与人均消费支出的对比如图 4-3 所示。从图中可以看出，城镇居民的人均消费支出不断增加，从 2000 年的 5 000 元 / 人增加至 2017 年的 25 000 元 / 人。其中，城镇居民人均医疗保健支出的增加也非常明显，从 2000 年的几乎为 0 增加至 2017 年的 2%，这体现了在经济发展背景下人们对健康的关注和需求在持续增加。根据 2013 年国家数据统计局官方数据显示，城镇居民对健康照护的费用支出是农村居民的 1.8 倍。当农村居民迁移到城市，适应城市生活后，他们的疾病状况会出现改变，如心血管疾病和糖尿病的发病概率增加，这些在很大程度上增加了医疗服务和健康照护的需求。

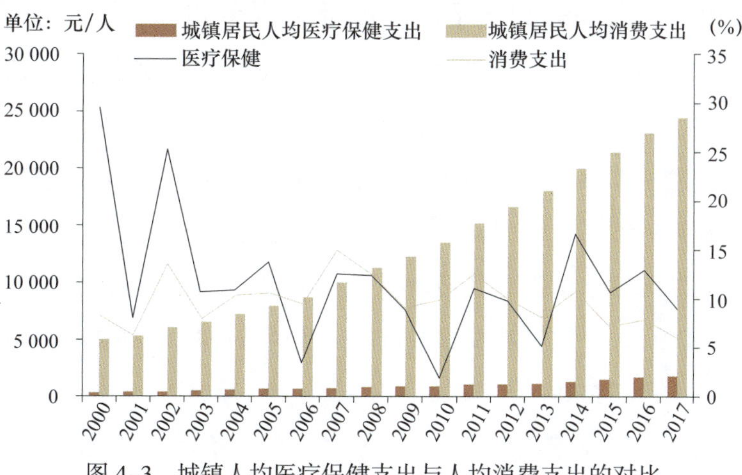


图 4-3　城镇人均医疗保健支出与人均消费支出的对比

随着社会经济的发展，国家和地方会投入越来越多的资金用于改善人民生活环境、建设医疗机构、提升医护技术水平等，居民个人也愿意增加与健康有关的消费，如健身、定期体检、吃健康的食物、喝无污染的水等（图 4–4）。在这些因素的共同作用下，居民的预期寿命可以大幅度提高，但同时也会促使国家老龄化进程的进一步加快。随着个体年龄的增长，社会人口结构发生改变，独居、空巢、高龄、失能等老年人数量不断增加，而这些会导致照护需求持续加大。

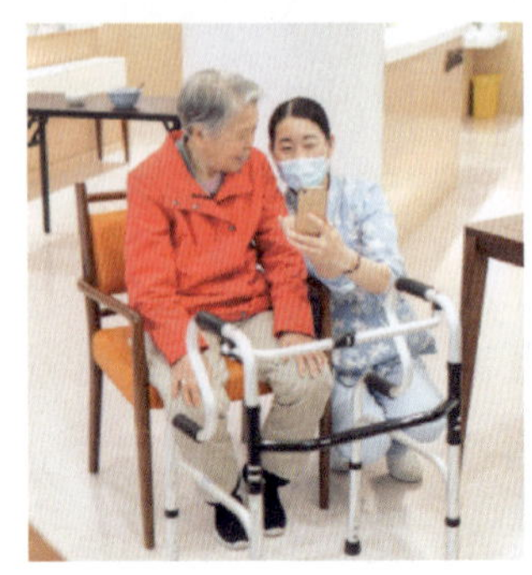
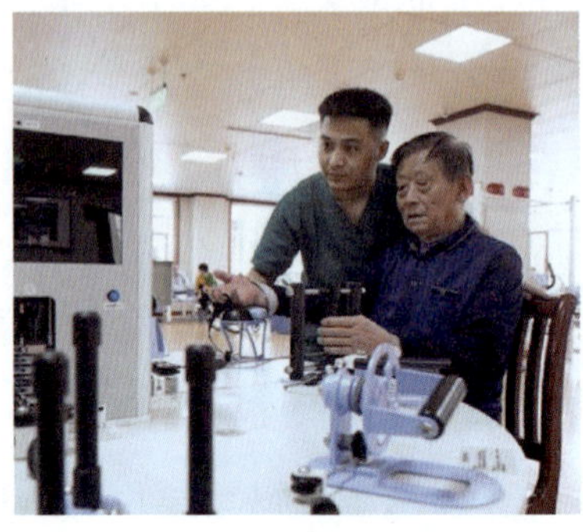
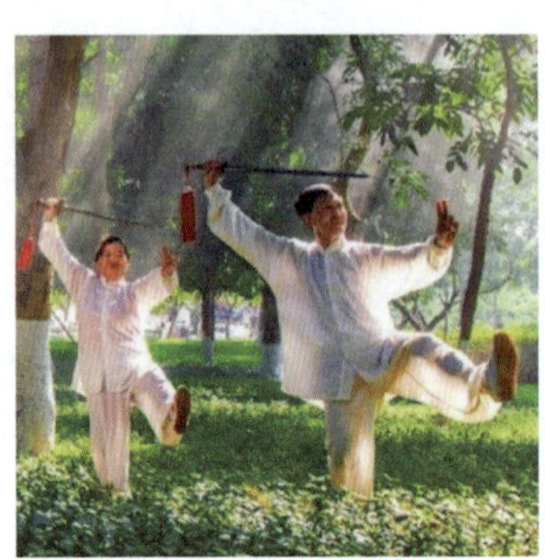

图 4–4　与健康有关的活动

总之，人民健康理念、健康需求、社会结构的改变都对我国健康与社会照护职业和技能提出了更多更高的要求。我国在健康领域发展中既面临着巨大的挑战，也有着无限的机遇。

## 二、我国当前照护人员的能力与数量不能满足需求

### 1. 护士和相关人员的数量不足，不能满足整体护理及延续护理需求

在医疗及相关机构中，护士及护士指导下的医疗护理员等相关人员作为和患者日常接触最直接、最连续、最密切的群体，承担着大量的照护工作，是解决患病人群健康需求问题的主力军。但在我国，护士总量一直处于短缺状态。近年来我国一直致力于护士数量的发展，同时，护士的专业素质和专科护理服务能力也在不断提高，护理服务不断改善，护理专业技术水平持续提升。全国医疗机构的医护比例从 2010 年的 1 ： 0.85，经过不断发展，近年来全国注册护士总数超过 400 万人，医护比例变为 1 ： 1.6 左右。

但随着国民健康需求的不断升级，医护资源供给不足仍是我国护理工作面临的主要问题。近年来，有条件的地区及医疗机构正主动适应疾病谱变化和人口老龄化

进程，将护理服务逐渐延伸至社区和家庭（图 4–5），为群众提供健康指导、老年护理、慢性病管理、康复指导、长期照护、安宁疗护等服务，护理服务模式不断创新，服务更加多元化。这些都加剧了健康需求上升与护士及相关人员数量不足之间的矛盾，而在短时间内依赖护士完成所有的照护任务是不切实际的。因此，我国亟待构建健康与社会照护的立体体系，让更多不同层级的职业照护人群加入其中，多个团队合作才能更好地满足健康照护需求。

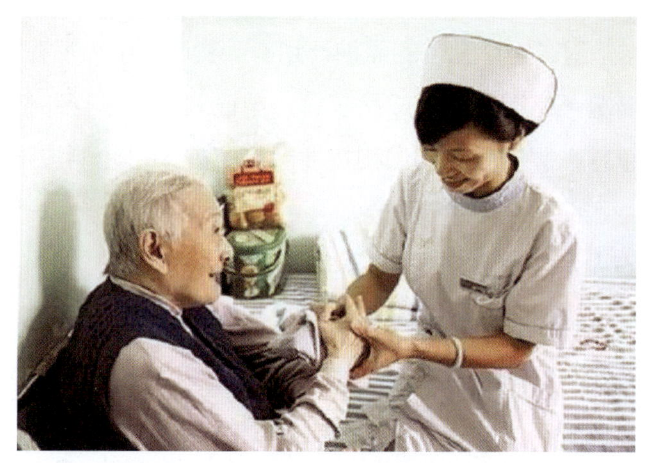

图 4–5　护理服务延伸至家庭

## 2. 养老护理员能力与数量不能满足需求

2018 年，我国失能、半失能老年人达 4 000 多万人，按照国际通行标准，至少需要 1 300 万名专业照护人员，而目前我国养老护理员仅有 30 万人，且整体专业素养有待进一步提高。

与大家分享一个真实的案例。

背景：长者甲（专护级），体重大、意识清醒，因脑血管疾病导致无表达能力、肢体活动受限、外出活动依靠轮椅。今天是他入住某养老机构的第一天。

事件经过及结果：晚餐后，护理员小 A 准备将长者甲从轮椅转移至床上休息。由于长者甲为第一天入住该机构，护理员小 A 对长者甲的体重、肢体力量不熟悉，当其将长者抱离轮椅时，由于未能准确掌握抱起的力度，致使长者甲向左侧滑坠，护理员小 A 赶紧用自己的身体挡住长者甲，自己先倒在地上，长者甲倒在小 A 身上。长者甲无受伤，小 A 发生急性腰部软组织挫伤，全休一周后才重返工作岗位。

在这个案例中，由于护理员小 A 缺乏安全意识和知识，在执行照护的过程中没有事先对新入住的长者甲进行必要的评估，在不熟悉长者甲的情况下便开始操作，虽然最后长者甲未受到身体上的伤害，但已造成安全隐患，护理员小 A 也为此受到身体伤害。

针对本次事件，该养老机构可以采取一系列提升和预防措施，避免不良事件的发生，提高服务体验和服务质量。对于新入住的长者，养老机构评估小组应对其进行全面评估，识别照护风险和需求，并将评估结果及预防措施传递给全体照护人员，做好安全防范工作，同时制订完善的照护计划。而实际照护人员在进行长者照护前，应充分了解长者情况，包括向团队成员了解、自己对长者进行评估和判断等，只有在获取了相关信息并掌握相应的知识和技能后，照护人员才能按照适合长者的照护计划实施照护，确保照护的安全与质量。

### 3. 家政服务人员能力与数量不能满足需求

我国家政服务业产业规模持续扩大，连续数年保持 10% 以上的年增长率。图 4-6 为 2015—2019 年我国家政服务业从业人数。2018 年我国家政服务业从业人员总量已超过 3 000 万人，但社会需求缺口仍然高达 1 700 万人。家政服务人员在家庭照护中责任重大，如何让这些人员具备相应的专业照护知识和能力，或者获得外部的有效支持，满足居民的照护需求，也是我国迫切需要解决的问题。

图 4-6　2015—2019 年我国家政服务业从业人数

同样与大家分享一个案例。

李燕是一位职场妈妈，3 年前有了第一个宝宝，宝宝出生后一直是婆婆在帮忙照顾。二孩政策放开后，李燕身边陆续有同龄的朋友生了二孩。李燕一直希望自己的大宝能有个伴儿，于是就把想法告诉先生和婆婆，也得到了他们的支持。不久后李燕生了二孩，不曾想婆婆却因脑出血住院，出院后身体大不如从前，连自己都照顾不了，更无法帮她照顾两个孩子。李燕夫妇尝试寻找家政服务人员，却发现很难找到既有专业知识、技能，又有爱心、责任感强的“阿姨”，最后不得已，李燕选择了辞职，在家全职照顾两个年幼的孩子。

2018 年我国人口出生率降至 10.94‰，较 2017 年的 12.43‰下降了 1.49 个千分点。国家虽然全面放开二孩政策，但很多家庭特别是上班族家庭孕产妇、婴幼儿照护压力普遍较大，导致不少家庭不想生、不敢生二孩。同时，原先独生子女的家庭结构也造成家庭的养老负担，一对夫妻可能需要照护四个老人甚至更多。这种现状使得具备专业知识和技能的家政服务人员供不应求。

### 4. 健康照护师等新职业逐渐引起重视，但尚处于起步阶段

随着人们健康需求的改变及健康照护有关职业的发展，人们慢慢认识到健康与社会照护领域需要更多的职业技能人才，需要不同层级的知识和技能，需要更广泛的服务范畴和内涵，这也为健康与社会照护的职业发展带来新的契机。近年来，不同的健康卫生领域职业技能不断出现和发展，得到了人们的响应和支持，成为解决健康与社会照护需求的新方向。世界技能大赛引入“健康与社会照护”这一国际领先职业理念和技能，正是满足这些需求、发展新职业的好机会。

但是，这些新的职业（如健康照护师）还处在发展的初级阶段，在职业标准的制定、培训体系的构建、社会的支持和认可，以及专业知识和技能的提升等方面还存在很多不够成熟、不够完善的地方，因此需要更多的政策与资源的支持，需要更多的人、财、物力投入教育和培训，更需要吸引大量有志青年加入这一职业行列。

## 小结

本讲中涉及的数据和案例的背后，是大量照护对象不能寻求到满意的健康照护人员的现状。导致这种现状的原因有两个方面：一方面是健康照护人才绝对数量短缺；另一方面是因为缺少合格、合适的从业者，导致需求者与从业者之间的匹配难度越来越大。“找不到，不好找”和“不标准，不规范”成为健康照护领域面临的主要痛点。因此，我们需要重新审视人们的健康需求，扩大健康照护服务的范畴，增

加健康照护服务的内涵，提升健康照护服务的质量，综合考虑大健康和全面照护的理念，不断发展新的职业和技能，从而更好地为我国健康事业服务。

## 探究与思考

1. 请说说我国健康卫生领域的照护类别职业人才有哪些，各自的异同点和利弊是什么。

2. 请结合周围的生活实际情况或工作中遇到的实际困难，谈谈我国健康与社会照护还需要在哪些方面得到发展。

3. 请结合我国健康需求的改变，谈谈如何做好相应的职业发展才能解决当前存在的问题和困难。

# 第 5 课

# 健康与社会照护在我国的发展前景如何?

既然健康与社会照护是一个全新的职业领域，且符合我国不断上升的健康需求，我们就需要进一步分析和讨论，厘清健康与社会照护相关职业的要求，以及该职业在我国的发展现状，并在此基础上整合出更为规范的行业标准和培训资源，为行业指明更为清晰的发展道路和方向，这样才能构建美好的发展前景。

# 第 1 讲
# 我国健康与社会照护从业者的职业角色、职责和行为规范

在健康需求不断上升、老龄化不断加速的背景下，健康与社会照护从业者不是简单地守在照护对象的身边，而是需要不断学习新的知识和技能。讨论健康与社会照护从业者工作的角色定位、岗位职责和行为规范，对于健康与社会照护职业的未来发展具有重要意义。

## 一、角色定位

特鲁多医生的墓志铭中写道："有时治愈，常常帮助，总是安慰。"这几句话非常清晰地说明医生的职责不仅仅是治疗、治愈，更多的是帮助、安慰。当前，社会需要改变重治疗、轻照护的观念，需要认识到健康与社会照护领域从业者提供的服务不仅仅是治愈（cure），更多的是照护（care）。

健康与社会照护从业者提供的服务应覆盖医疗照护、康复照护、生活照护、心理和社会支持等，服务对象包括婴幼儿、儿童、孕产妇、残障人士、患病群体及老年人等人群，服务地点可包括医疗机构、社区、家庭和长期照护机构等场所，服务过程中还需要考虑个性化服务和人文关怀，工作具有私密性强、伦理要求高等特点，从业者在工作中应本着"尊重社会伦理，坚定职业操守，保证双向安全，保护个人隐私，尊重体验感受"等原则。

健康与社会照护从业者的关键作用是提供支持性、帮助性和引导性的照护服务，在不带有个人偏见的前提下，认真倾听照护对象的健康诉求，尊重他们的意愿和选择，帮助照护对象过上想要的生活。这些需要照护的对象常常是弱势人群，需要健康与社会照护从业者遵守岗位职责和职业操守，掌握专业知识

和技能，依从照护规范和操作指南，与照护对象发展恰当的合作关系，提供符合专业范畴的服务，最大限度地维持照护对象的生活质量，保持其独立且安全的生活。

## 二、岗位职责

健康与社会照护从业者的岗位职责一般由行业和企业规定，是从业者做好照护工作的基础和依据。不同的职位等级有着相应的服务范畴，不同的岗位需要从业者具备不同的知识和技能，需要执行的具体照护任务和要求及相应的政策、制度和规范也不同。

作为健康与社会照护从业者，必须坚守一些共识、秉承一些价值观。例如，从业者必须坚持以照护对象为中心，遵守有关规章制度，遵从集体的共识和理念，与照护对象进行有效的沟通和交流，构建良好的合作关系，尊重、平等对待照护对象，保证安全，保护隐私。同时，作为团队成员之一，从业者还应熟悉其他团队成员及其相应的职责，以支持的态度更好地与团队合作。

### 1. 健康与社会照护从业者的职责

（1）保障照护对象的安全和福祉，准确而恰当地提供和执行计划中的照护任务，满足照护对象的需求。

（2）在照护过程中始终考虑照护对象的需求，遵从专业团队的指导，与照护对象本人及其家庭成员保持沟通，达成共识。

（3）无论照护对象处于怎样的状态，始终要平等而友善地实施照护，维护照护对象的个人尊严，尊重多元文化需要，保护照护对象应有的权利。

### 2. 健康与社会照护从业者的责任

（1）诚实面对自己能做的事情和不能胜任的工作，了解自己的能力和局限性，只做属于职责范围内并且个人能够胜任的工作，不出于任何原因超越权限，以避免给照护对象带来潜在的风险和伤害。

（2）确保个人的行为举止恰当，职业形象符合工作的需要，避免质疑。这包括：能够解释照护行为的合理性和适宜性，能够回应他人针对工作所产生的质疑，为自己的言行举止负责，不盲目“听从他人或依从他人要求”。

（3）发生疏忽或者错误时勇敢承担责任，主动报告，不推诿不逃避，更为关键的是预防类似错误再次发生。当工作中出现疑惑时，主动寻求专业人士和上级的帮助和引导，解决疑惑后再去开展工作。

（4）与照护对象建立融洽和良好的关系，不能超越应有的界限，如不能有财务往来，不能接受借贷、礼物或者超过正常工作关系的善意。

### 3. 对健康与社会照护从业者的建议

（1）了解当地的风土人情和政策规定。

（2）明晰个人在合作关系中的角色定位。

（3）充分尊重照护对象的个人意愿和权利。

（4）意识到照护者和照护对象之间的不对等（如专业信息、身心状态等）。

（5）保护个人的隐私，使自己的生活不受打扰。

（6）仅使用恰当的身体接触。

（7）在执行隐私或私密部位操作时戴好手套。

（8）如果对照护中的性别问题产生顾虑，可以主动寻求帮助。

## 三、行为规范

行为规范是社会群体或个人在参与健康与社会照护活动中所遵循的规则、准则的总称，是社会认可和人们普遍接受的具有一般约束力的行为标准。行为规范包括行为规则、道德规范、行政规章、法律规定、团体章程等。

行为规范与法律法规不同，它是在现实生活中根据人们的需求、好恶、价值判断逐步形成和确立的，建立在维护社会秩序理念基础之上，可以引导和规范从业者，因此行为规范对于职业发展具有重要意义。目前，健康与社会照护从业者的行为规范正在不断完善，以下内容作为参考，有待随着职业发展进一步明确。

### 1. 秉持爱伤观念，不可伤害、欺骗，全心全意为照护对象服务

这是对健康与社会照护从业者的基本要求。在照护过程中，从业者要始终以照护对象为中心，关注其感受，避免任何可能引起照护对象疼痛、不适的行为，不能欺骗对方，以对待亲人的心态为照护对象服务。

### 2. 公正、平等、尊重，对不同的照护对象一视同仁，不得歧视

无论照护对象是什么条件或者处于何种状况（包括经济条件、社会地位、性别、年龄等），健康与社会照护从业者都应同等对待，尽心尽力履行自己的职责。

### 3. 保护隐私，维护尊严，尊重个人选择

健康与社会照护从业者应在各方面注意维护照护对象的尊严，如按照照护对象的喜好协助其穿上适合的衣服，按照照护对象的意愿梳理头发，根据他们的意愿为他们修剪胡须，协助照护对象参加自己选择的活动，注重照护对象在用餐时的独立和尊严，尊重照护对象的私人空间，未经照护对象许可不更换收音机或电视频道，进入房间前敲门，获得允许后再进门，在未经允许的情况下不移动或检查照护对象物品等。

健康与社会照护从业者还应做到尊重照护对象的社会地位，如用照护对象喜欢的称谓称呼他们，与照护对象交谈时仔细倾听，不在社区或公共环境中讨论照护对象的隐私，始终将照护对象作为个体予以关注，提供个性化的照顾和支持等。

### 4. 掌握核心技能，端正工作态度，不断实践和反思，保持进步

在健康与社会照护领域，核心技能主要包括以下几个方面。

#### （1）沟通和人际交往中的互动能力

健康与社会照护是一个为“人”服务的工作，从业者需要和不同的人进行有效的沟通和互动，提供有温度、有感情的服务，而对人的特征及情绪、行为举止的了解是做好这一工作的基础和先决条件。

#### （2）拥有科学的操作技能和评判性的思维

这是开展照护工作的工具。健康与社会照护是一个与健康相关的服务过程，正确适宜的方法及动态的观察和调整能力应渗透在工作的每一个环节。

#### （3）管理和领导能力

健康照护工作可能非常繁忙，压力很大，多任务、多团队可能同时出现。因此，照护者需要合理安排工作，厘清优先顺序，兼顾各方需求；同时，如何在照护过程中激励照护对象，如何引领照护对象向健康生活方式转变，如何纠正照护对象的不良习惯等，都考验着从业者的能力。

#### （4）同理心和正向支持能力

同理心和正向支持能力要求从业者从照护对象的感受出发，想他人所想，感受对方的情绪，用照护对象接受的方式开展最恰当的照护工作。

为了更好地掌握这些核心技能，从业者需要调整工作态度，以专业的素养和形

象进入工作状态。

首先，要有耐心、善解人意。面对遭受疾病折磨或者各种痛苦的照护对象，以及他们可能表现出来的不良行为和情绪，健康与社会照护从业者需要更多的理解，需要体会对方复杂的状态和感想，从而做出及时的应对。

其次，要非常细心。在照护工作中，照护者应密切关注和观察照护对象，及时发现问题，用专业能力预见风险。

最后，保持开放、平和的心态。不带个人喜恶，不做个人评判，以专业的态度面对照护对象的服务需求，不以个人的视角和价值观审视和评判照护对象，不对任何生活方式、行为和态度持有偏见，这样才能更好地为照护对象提供服务。

### 5. 保持团队合作，不跨越界限

在一个团队中工作会遇到不同专业的同事，如物理治疗师、营养师、医生、护士、言语治疗师、社会工作者等。团队将以互补和合作的方式工作，致力于达成一个共同的目标，目标一致是团队合作的关键。一个团队应该有一个人承担团队领导的角色，同时成员根据自己的专业范畴分担不同的任务。因此，健康与社会照护从业者需要以合作的态度和同事一起工作，尊重他们的技能、专业知识和所做的贡献，尽可能避免合作中的问题，如无效沟通、个人孤立工作、相互之间缺乏理解和共识等。

### 6. 正确处理冲突、抱怨和投诉

当人们的想法、信仰、态度、预期不同，或信息不对称，相互理解和沟通不充分时，冲突、抱怨和投诉就有可能发生。冲突、抱怨和投诉可能发生在团队之间，也可能发生在照护者与照护对象之间。

在面对冲突、抱怨和投诉时，从业者应及时处理，避免矛盾升级或关系恶化，要尽早面对和沟通，开诚布公，保持理性，避免情绪化，客观评价、公正解决问题，而不是将责任简单地归咎于个人。积极的处理不仅可以有效解决问题，还能帮助大家提高沟通和处理问题的能力，共同进步。

### 7. 持续学习，做好职业生涯规划

持续学习是健康与社会照护从业者个人发展计划的重要组成部分。持续学习可以帮助健康与社会照护从业者做出更好的照护计划，更好地胜任照护工作。

在持续提升自我的过程中，健康与社会照护从业者还需要做好个人职业发展

计划。个人职业发展计划可以是短期计划，也可以是长期计划。健康与社会照护从业者可以评估职业发展目标及个人能力，寻找和把握各种培训和发展的机会，激励自己不断为照护对象提供安全、高质量的照护服务，同时收获个人的职业满足感。

## 小结

本讲通过对健康与社会照护从业者的角色定位、岗位职责及行为规范的描述，帮助大家进一步了解了健康与社会照护从业者的工作及意义。

# 第 2 讲
# 健康与社会照护在我国发展的现实意义

当前，我国应该面对现实中的痛点，结合国家的体制机制改革，促进健康资源的投入和创新，发展出适合我国国情的健康与社会照护职业技能。

## 一、实现全人、全程、全周期照护

健康与社会照护需要回归到健康的本质，真正满足照护对象身、心、社的综合需求，同时服务涵盖从出生到生命终止的全过程，实现全人、全程、全周期的照护。

现以世界卫生组织提倡的“整合式老年人全人照护”模式为例（图 5–1），来说明如何实现“全人、全程、全周期照护”这一理念。当然，健康与社会照护的整体照护理念不仅仅适用于老年人，也适用于所有的照护对象。

“整合式老年人全人照护”模式包含十个重要的步骤：

一是构建全人照护的框架，起引领作用。

二是为老年人做好照护计划，评估重点时期的各种风险和需求，满足其个性化需要。

三是整合当地照护资源，为落实照护奠定基础。

四是落实服务和照护的具体方法和途径，包括获得康复服务，在紧急情况下获得急救照护和医疗诊治，如有需要可进入机构得到专业护理，如发生认知障碍或跌倒等意外事件可得到及时有效的帮助等。

五是针对问题采取新的应对策略，包括如何帮助老年人在长期、复杂的困境中获得各种内部和外部的帮助。

**WHO-10-step Integrated Care for Older People (ICOPE)**

**整合式老年人全人照护**

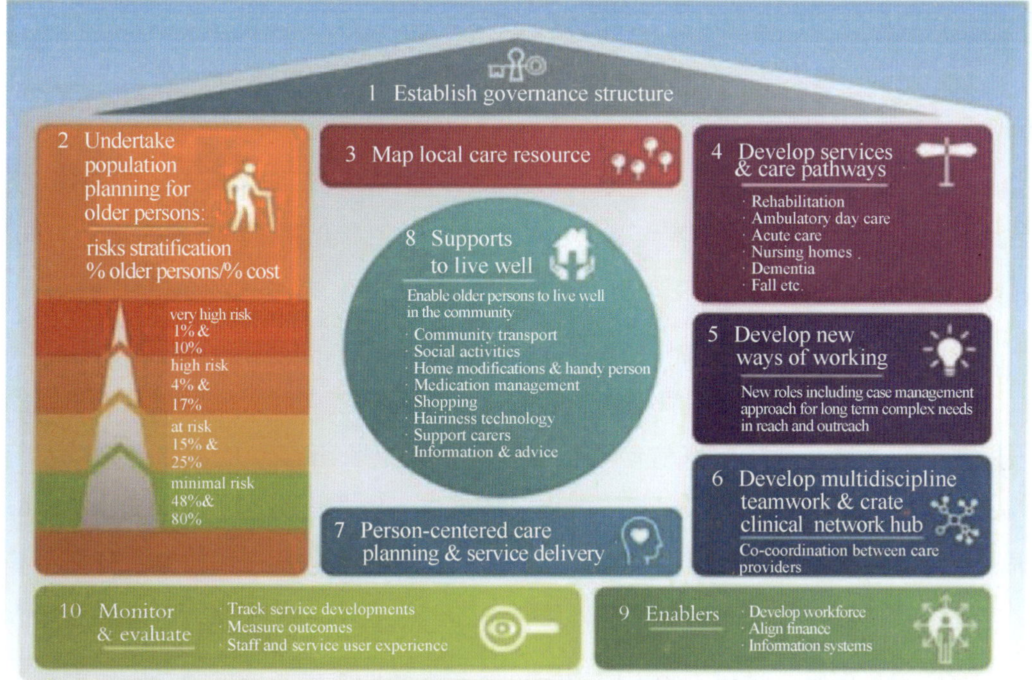


图 5-1 世界卫生组织提倡的“整合式老年人全人照护”模式

六是发展多学科团队合作的模式，构建支持网络，满足老年人不断变化的多种需求。

七是制订合理的照护计划，实施以人为中心、以人为本的照护服务。

八是支持日常生活，让老年人生活满意，如社区交通、社交娱乐活动、适老化和便利化改造、药物管理、方便购物、科技支持、合格的照护者、获得信息和建议等。

九是促进老年人获得照护的资源和支持力量，包括人财物的保证、信息传递的途径等。

十是保证照护服务的质量，包括监控照护过程、监测照护结果，以及关注照护者和照护对象的体验及满意度等。

## 二、在照护中实现自我价值和自我管理

在传统观念中，往往把需要照护的人群看成是衰弱、自我价值低的社会边缘人

群，而在现代观念中，健康与社会照护则要以照护人群为主体，从身心、社会、文化等角度出发，满足照护对象生理、心理、社会等方面的健康需要，通过帮助他们提高自我照顾能力，恢复其生活的信心，在尽可能保持照护对象独立与自尊的情况下进行有限的协助，给予他们高质量、激励性的照护，最后让照护对象实现生命的价值、提升生活的质量。

下面以老年人为例，介绍健康与社会照护从业者如何帮助老年人在照护中实现自我价值和自我管理。对于老年人而言，照护者除了需要满足其基本的生活需求，还要注重如何让老年人活得有价值、有意义。

### 1. 提倡“老有所乐”

老年人自身条件存在差异且兴趣爱好不同，照护者应因人而异，选择不同的项目使老年人老有所乐。目前老年人“老有所乐”（图 5-2）的需求还未能引起人们足够的重视，项目大都局限于下棋、打麻将、跳广场舞等，这些活动并不能满足所有老年人的需求。照护者可以进一步根据老年人的情况和条件，开拓更多更丰富的项目，如歌唱养生、运动养生、书法养生、文学养生等，以增加老年人的生活乐趣，拓展“老有所乐”的场所，甚至可以把娱乐生活带到家庭、机构和病床旁。

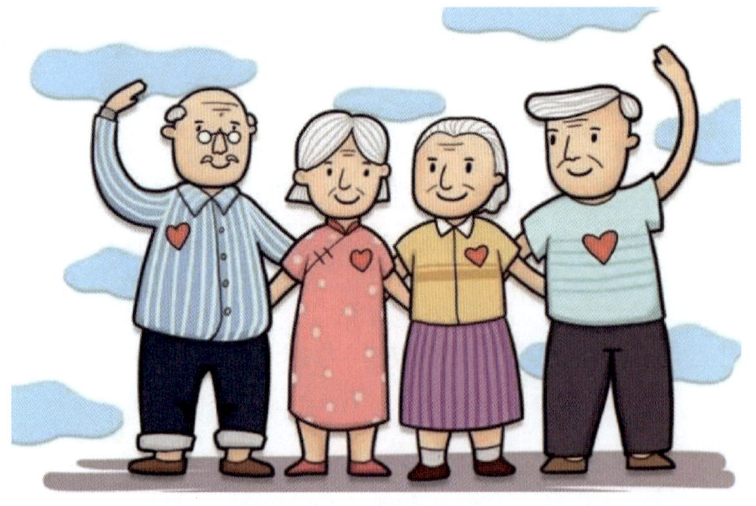

图 5-2 “老有所乐”

### 2. 提倡“老有所学”

照护者可以鼓励老年人“活到老，学到老”，为老年人创造良好的学习条件，拓展教学内容，以适应老年人的学习需求，让老年人在学习知识技能的同时能真正融入自然、陶冶情操。照护者更要让老年人学会各种常见病的自我管理及并发症的预防，形成健康的生活方式。

### 3. 提倡“老有所为”

实现“老有所为”，即让老年人做力所能及的事，充分调动老年人的自主性和独立性。例如，在社区或专门的机构办老年大学或搭建老年活动平台，让老年人既是教员又是学员，相互交流老年生活的快乐，沟通疾病管理的经验，让每个人体现自己的价值，发挥自己的作用。

即使照护对象正在遭受某种慢性病的折磨，生理和心理状态都受到影响和限制，社交生活和社会支持体系有所减弱，照护者依然要坚持帮助照护对象有意义、有价值地生活。照护对象可以通过学习和沟通，了解自己身心的发展现状，掌握自我病程的管理，做力所能及的事情，满足生活的需求，避免“废用”带来进一步衰弱，以及“无用”造成的负面情绪。照护对象可以表达自己的选择和意愿，如在吃、穿、用方面的喜好，选择适合的日常起居和人际交往等生活方式，让生命更有活力，在自我管理和自力更生的过程中实现个人尊严和价值。

## 三、实现个性化的有温度的照护

人与生俱来就具有个体的独立性和特殊性。不同的人对不同的生活事件有不同的应激反应，每个人都有其独特的应对方式。例如，同样是面对失败，有的人可以积极面对，把失败当作成功之母，哪里跌倒就在哪里爬起来，而有的人则无法接受失败，失败后会一蹶不振。

个体有文化、宗教、价值观、生活经历、生活习惯、语言、饮食喜好等方面的差异。照护者在具备多元化和跨文化的知识、经验和能力的同时，要能够正确评估个体的需要和自身特点，了解照护对象对疾病的认知程度和生活依赖程度，了解其最关心的事、最喜欢的事及最担心的事，制定个性化照护方案，提供优质、高效、个性化的支持性、保护性及矫正性的专业照护服务及健康信息，使照护对象感受到关爱和尊重，从而避免孤独、焦虑、忧虑、抑郁等负面情绪，树立信心，以最佳的心态接受治疗和照护，促进身心健康。

以个性化的养老服务为例，照护者需要根据每一位照护对象的病情、身体状况、精神状况甚至职业、爱好等制订个性化的照护计划，明确应该为照护对象提供哪些服务，不应该提供哪些服务。当一名照护者需要为多位照护对象服务时，不仅仅要提供基础照护服务，更要考虑每一位照护对象个体之间的差异，根据照护对象的身体状况、喜好、护理等级等提供针对性的照护服务。

## 四、将智慧科技融入照护工作

随着我国社会老龄化趋势的加速，健康服务需求不断增长。自 2014 年开始，中央及地方政府围绕智慧医疗密集出台了一系列深化改革的政策，为智慧医疗的建设奠定了政策基础。智慧医疗的核心是数字化，用数据来记录、传输医疗信息、疾病信息等。随着科学技术的进步，医疗健康领域已经有不少智慧医疗应用成功的案例，如手术机器人、智能血糖仪、可穿戴健康监测设备等都是智慧医疗的有机组成部分。

智慧养老无疑是重点发展领域。国务院常务会议提出，要依托“互联网 +”提供就近便捷的健康服务，支持连锁化、综合化、品牌化运营。“互联网 + 养老”秉承互联网开放、便捷、分享的理念，将信息技术、人工智能、互联网思维与居家养老服务机制建设相融合。通过网络，建立面向居家老人、社区及养老机构的传感网系统与信息平台，并在此基础上提供实时、快捷、高效、低成本的物联化、互联化、智能化的养老服务。智慧健康的理念和技术将使未来的健康与社会照护模式变得多样化、人性化和高效化。

例如，上海市推出“上海市养老服务平台”，对于上海市民来说，无论是寻找养老服务政策与资源，还是寻求线上线下的“养老顾问”帮助，都只需动动手指。自启动“互联网 + 社区养老”服务项目以来，江苏省某市建设了 7 个智慧养老服务信息平台，构建了全市“互联网 + 社区养老”的新型养老服务模式，目前已经实现了市区全覆盖，日均服务老人 3 000 余人次。

### 1. 智慧信息系统

智慧信息系统实时监测体系逐渐普及，无论在养老机构，还是在社区、家庭，未来都可以通过对人们生活和健康状况的实时同步信息更好地了解情况，并在需要时能够第一时间发起求助，为人们的生命安全保驾护航。

#### （1）远程监控生活，确保安全

例如，通过佩戴便携式定位设备，一旦发生意外情况，地面的安全传感器就会立即通知协议约定的医护人员和家属。如果正在烹煮的食物长时间无人问津，那么，装在厨房里的传感器就会发出警报；如果报警一段时间还是无人响应，这时煤气便会自动关闭。

### （2）监测健康数据，做“隐形伴侣”

智能腕表可以随时监测佩戴人的血压、血氧、心率等基本健康数据，设有一键呼救、亲情拨号等简易操作功能，可提供安全保障。智能腕表还可以通过移动互联网实现监测数据与家属、社区卫生服务中心“云同步”。智能腕表不仅能随时随地监测身体状况，做一个随身携带的“药匣子”，还能掌握佩戴人的活动轨迹，发挥“隐形伴侣”的作用。

### （3）“点菜式”健康服务

通过社区、企业等搭建的互联网平台，居民可以提出多样化需求，并且能够获得即时解决，就像在饭馆点菜、上网购物一样方便、快捷。特别是老年人，如有日常生活需求，家属和机构可以通过云平台发布需求，由服务公司根据需求为老年人提供上门服务。

## 2. 智慧设备设施

除了智慧信息系统的建立，智慧健康还体现在设备设施的发展及更新上，包括居家照护设备、康复体系、行动辅助装置、陪伴型机器人、互动娱乐科技等，都在生活与照护中广泛应用了智慧科技，覆盖了上游的科技产业、中游的生活产业和下游的服务提供者，这些力量都将内化成为照护流程的有力支持。

### （1）智能机器人

部分养老院已经开始使用具有 AI 功能的机器人。智能机器人不仅可以陪老年人聊天、运动，还可以辅助行动受限的老年人上厕所、起床，避免老年人尴尬，让老年人的生活变得更有尊严。

### （2）智能点餐系统

使用者根据系统提示将自身患有的疾病及饮食禁忌填写清楚，智能点餐系统就会根据使用者的身体状况推荐合理的饮食。

### （3）智能洗浴、助浴设备

行动不便的老年人或残障人士洗澡时存在很多困扰，而且健康老年人洗澡时摔倒是常见的安全问题。国内外设计师针对行动不便者面临的洗澡难题设计出多款有趣、有用的设备（图 5-3），可在床上使用，也可采用坐位或卧位方便移动，成功降低了跌倒或由于对温度敏感而受伤的风险，使用起来非常便捷。

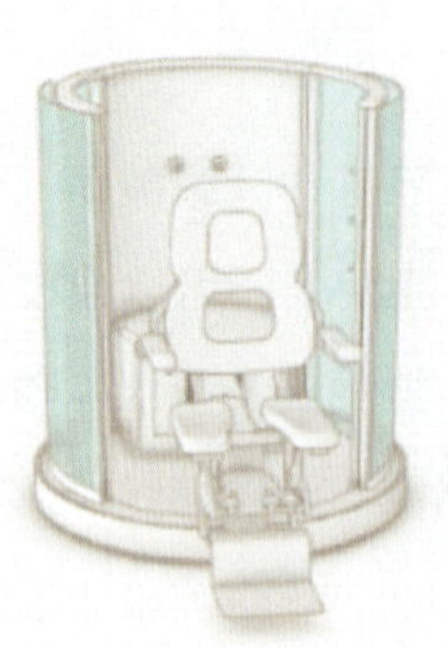
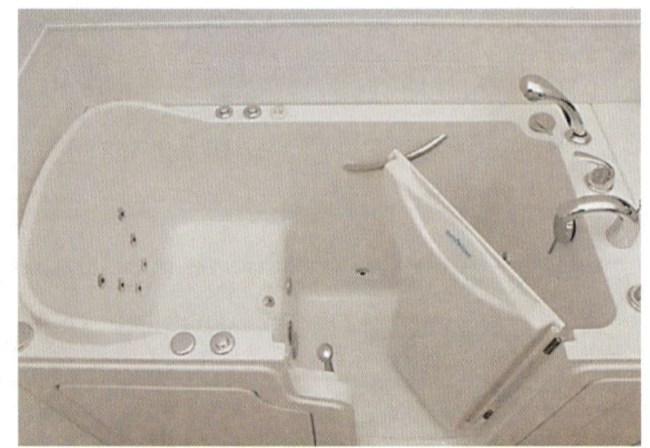

图 5-3　智能洗浴、助浴设备

### （4）智慧家庭信息网关

智慧家庭信息网关（图 5-4）通过改变信息交流传递方式、加大资源配置整合力度、提升服务管理效率等手段，对现有养老服务模式存在的各种问题（如摔倒报警、卧床异常等）予以破解，让老年人足不出户就能享受到优质的医疗服务，这为很多患有慢性病的老年人提供了便利。

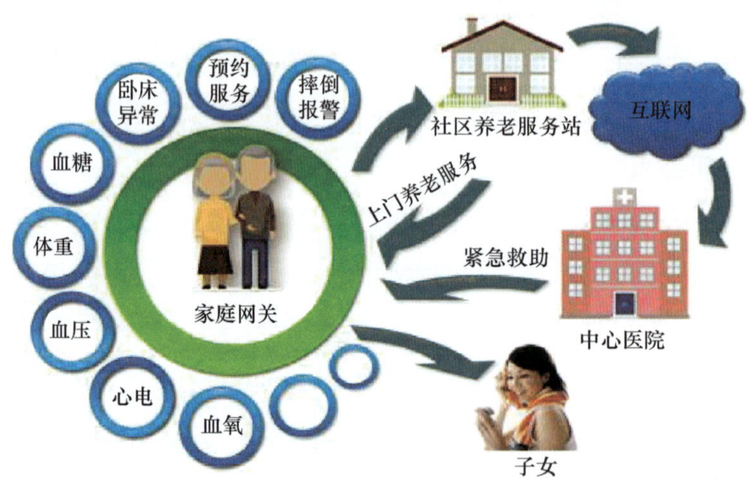


图 5-4　智慧家庭信息网关

## 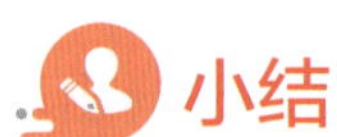 小结

老龄人口的迅速增加促进了智慧健康体系的建立。将智慧科技应用于健康与社会照护工作中，必能促进健康与社会照护事业整体质量和水平的提升。

## 探究与思考

1. 健康与社会照护从业者的岗位职责是什么？应该遵循哪些行为规范？请根据你的理解，说说当前健康与社会照护职业还有哪些方面需要不断发展和完善。

2. 结合你的经验和身边的事例，谈谈健康与社会照护从业者应该提供怎样的照护服务，才能满足人民的预期和愿望。

3. 你认为健康与社会照护职业在发展过程中哪些困难是比较难克服的？你有哪些好的建议或者对策？

# 写在最后

健康，是人生幸福的根基，是人类社会发展的基础。无论历史如何发展，健康始终是每一个人的追求。人们渴望健康，渴望享受专业、优质的健康照护服务，人们需要专业的健康与社会照护人才。健康与社会照护领域人才的职业发展必将在未来有着更加光明的前景。

未来，无论在家庭、社区、医院，还是在日间照护中心，在任何需要健康与社会照护的地方，我们都能看到专业的健康与社会照护从业者的身影。他们擅长沟通，面带微笑，言语可亲，富有同理心，或是给予干预，或是给予辅助，或是给予健康宣教，他们总是那么的自信、专业，让任何一个与他们接触的人都感到无比安心和放心。每当人们说起服务过自己或见过的健康与社会照护从业者时，都会由衷地感激和赞赏。他们将是这个社会最可爱的人之一，处处受到尊重。而所有的健康与社会照护从业者都能自豪地告诉别人自己的职业，“我是健康与社会照护领域的照护师，我为自己和自己的职业感到骄傲！”

# 附录 1

# 世界技能大赛健康与社会照护项目

世界技能大赛健康与社会照护项目创建于 2007 年，是社会及个人服务（social and personal services）职业类别下设的比赛项目之一，2019 年我国首次参加该项目的比赛。健康与社会照护的从业者在不同的场合（包括医院、长期照护中心、日间照护中心及家庭）直接为有需要的个人和家庭提供服务，满足其生理、心理和社会方面的整体需求，从而使照护对象身心健康且愉悦地生活。需要指出的是，健康与社会照护技能作为基础技能具有通用性，其范畴主要包括为照护对象本人或家庭提供其能够理解和接受的照护措施，照护措施具备直接接触和服务的特征，并不涉及有创伤、高风险、需要专业资质证照许可等要求的技能。

## 一、能力要求

健康与社会照护的 WSOS（World Skills Occupational Standards）分为“应知”和“应会”两部分，包括 6 个维度，每个维度赋予一定的比例以呈现其重要性，详细内容参见附录 2“WSOS（World Skills Occupational Standards）世界技能大赛技能标准”。

### 1. 工作组织和管理能力（占 5%）

工作组织和管理能力是指知道和理解相关的法律法规、最新实践的标准及行业规范等；在照护过程中遵守各项规章制度，做到有效的感染控制、职业防护等，保证照护对象和个人的安全，促进职业的持续发展。

### 2. 人际交往和沟通能力（占 25%）

人际交往和沟通能力是指知道和理解与照护对象的关系及其重要性；在照护过程中与照护对象建立良好互信的合作关系，保护其隐私，帮助照护对象自我成长和实现自我价值；面对各种特殊的困难场景进行有效沟通，加强合作。

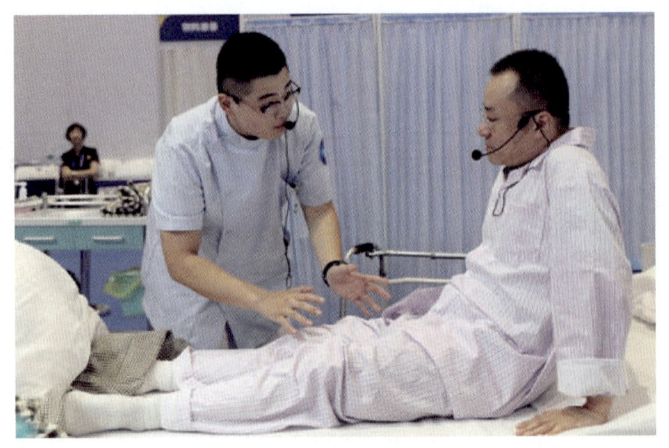

人际交往和沟通能力

### 3. 问题解决、改革和创新能力（占 15%）

问题解决、改革和创新能力是指理解不同的照护场景及类型，知道各种常见疾病或状态引起健康问题的原因和应对方法；在照护过程中，能够结合照护对象的动态变化寻求灵活、恰当、创新的方法，为照护对象解决健康相关问题。

### 4. 评估照护对象需求及做好照护计划的能力（占 10%）

评估照护对象需求及做好照护计划的能力是指理解常见的健康问题特点及表现，知道如何通过评估了解健康需求，并据此做好照护计划；在照护过程中，能够准确评估照护对象、其家人及环境和情境，发现照护对象生理、心理和社会相关的健康需求，并拟定以人为中心的整体照护计划。

### 5. 向照护对象提供健康管理和照护服务的能力（占 35%）

向照护对象提供健康管理和照护服务的能力是指知道和理解各种健康问题的干预措施和管理方法；在照护过程中，能够在本职业许可范畴内实施与文化相适应的各项照护措施，包括健康参数测量、风险评估和预防、健康问题干预、紧急情况处置、营养和饮食照护、药物管理、健康生活方式等。

### 6. 服务效果评价的能力（占 10%）

服务效果评价的能力是指理解客户反馈的目的和重要意义，知道如何获得客户反馈的方法；在照护过程中，始终以照护对象为中心，通过各种方式获得照护的效果反馈，并不断改进和提升。

此外，由于健康与社会照护的照护对象是人，这就要求从业者除需具备以上相关能力外，还要有较强的责任心、灵活性和自主性，以及用爱心和同理心去服务他人的能力等。

## 二、比赛设置

健康与社会照护项目设有 4 个比赛日，力求为每位选手提供充分的展示机会，且设有家庭、医院、长期照护中心、日间照护场所 4 个场景，选手需要在不同场景中识别照护对象的健康需求，及潜在的生理、心理和社会相关的问题，并给予最好的照护，同时评价照护对象的体验和反馈。每名选手需要完成 10 个案例的照护技能展示，其中每个案例的照护程序包括文字计划部分（约 20 分钟）、实际照护部分（与标准化患者配合，在模拟场景中实施，案例分别侧重于沟通能力和动手能力，总时长 45 分钟，含 5 分钟熟悉场地时间），以及绘制健康教育海报或书写反思报告部分（时长 45 分钟）。在比赛过程中，各国派 1 名专家组成 3 人裁判组，观察比赛并进行现场评分，同时将分数录入大赛信息系统。2019 年世界技能大赛健康与社会照护项目共有 19 名选手参赛，其中包括 1 名我国选手。

## 三、组织实施特点

### 1. 比赛机制全透明，相关文件公开讨论

大赛采用开放办赛机制，要求比赛在大规模展览厅进行，比赛场景可参观、全开放，以帮助年轻人了解未来职业的特征，帮助公众理解各行业的要求和差异。同时，大赛侧重考核选手的能力，避免单纯考核对相关知识的知晓，以及可能由于信息不对等造成的不公正，并通过具体机制确保比赛的透明和公开。

#### （1）比赛文件公开讨论

在比赛筹备阶段，大赛组委会于赛前 1 年左右开启各国专家网络交流平台，成立专家组，共同讨论和制定比赛相关文件。

#### （2）命题方式全公开

本赛项包括案例描述和任务，相关命题融合了各国健康领域发展趋势。赛前专家组交流时，由各国提出草案并讨论后形成初稿，且须于赛前 4 个月公布，赛时可进行 30% 的修改。

#### （3）评分形式共同讨论

比赛的评分标准由各国专家事先共同讨论确定。比赛过程中，每名参赛选手均

由 3 人裁判小组共同打分，并进行公开讨论。客观评分部分依据国际实证指南评价选手是否做到，形成得分或者不得分的统一结果；主观评分部分由各位专家根据主观判断计分，以 0 ~ 3 分分别表示低于、符合或者高于行业标准，并对专家的评分差异进行控制。

### 2. 比赛场景模拟现实，大量标准化患者参与

比赛尽可能模拟真实场景，选择赛项和任务时侧重于可考核、可展示的场景和任务，要求真实操作，不采纳口述或假动作。同时，比赛采取标准化患者配合机制，通过事先设定的脚本，标准化患者完全模拟真实客户进行交流和互动。比赛不设置固定的流程或程序，完全模拟建立客户关系、评估、发现问题、尝试干预、评价效果的流程进行。这样的设计为各国选手提供了充分展示的空间，也使比赛中呈现出不同国家、不同文化和背景下解决健康相关问题的多元性，从而促进相互学习和交流；同时，对于考核选手的真实照护能力、灵活机动性和创新能力，以及沟通教育能力、人文关怀能力等均提供了可能性，也给比赛的组织及评价方法带来了挑战。

### 3. 比赛内容综合多元，体现文化兼容性

针对来自世界各国的参赛选手，大赛仅设置基本评价原则，并不限定具体步骤、方法和流程，旨在充分展示各国选手多元的健康照护方式，体现比赛的文化兼容性。同时，大赛考评内容涵盖文书能力（包括书面计划和反思报告书写、海报绘制）、沟通能力和动手能力等多个维度；实际照护部分共 40 分钟，从有效沟通建立良好合作关系，到评估照护对象发现其健康问题、实施干预措施、灵活创新地解决问题，再到通过健康教育帮助照护对象构建良好的生活方式和自我管理能力，以及最后评价照护对象体验和照护效果，力求呈现较完整的照护过程。

## 四、对我国健康与社会照护人才培养的启示

作为一个世界级别的赛事，世界技能大赛的机制、方法及实施过程对我国健康与社会照护相关专业的教育及管理、相关职业的技能发展均具有重要的借鉴指导意义。

### 1. 借鉴大赛模式，突破传统、创新发展

客观化、规范化、标准化的比赛要求对于促进健康与社会照护职业技能教育具有重要意义。全国与健康照护相关的职业技能大赛可以借鉴世界技能大赛的做法，

突破传统模式，引入公开命题和公开讨论机制，结合主观和客观标准，通过大量标准化患者参与的模拟真实案例，促进灵活、创新的照护技能的发展。当然，这一环节尚面临着巨大挑战，如在具体的操作过程中如何保证比赛的公平公正、避免主观偏移，裁判组如何在灵活变化的过程中结合评价标准的原则达成共识并形成一致的评分结果等，尚需要不断探索和磨合。

### 2. 拓展技能内涵，完善日常考核和评价机制

纵观我国与健康照护相关的技能大赛的有关标准、护士核心技能的有关研究，以及养老护理员等的职业标准等，可以发现，相关技能的描述较为具体、注重细节，如清洁照护、饮食照护、排泄照护等，在护士核心技能中详细罗列了基础护理技术、急救护理技术、基本专科护理技术和常用诊疗技术等。但横向比较世界技能大赛标准中所强调的内涵，如沟通和处理人际关系能力、解决问题和创新改革能力、健康教育能力、评判性思维和反思能力等重要能力，在我国相关健康与社会照护有关标准中体现不足。我们仍需要结合国情不断创新，走出一条本土化道路，构建具有我国特色的照护技能标准和比赛机制，促进我国健康与社会照护专业人员与国际接轨。

### 3. 以赛促教，提升和改革教学体系

世界技能大赛的赛项设置是世界行业及企业技术专家、专业技术能手和职业院校专家的智慧结晶，比赛内容展现了当前健康与社会照护相关职业技术技能的前沿，比赛要求体现了世界范围内相关行业标准和岗位规范，涵盖了实际工作的基本流程和所需的知识点、技能点，而这些都是培养学生职业技能的最佳切入点。因此，将相关职业技能标准融入日常教学和评价考核机制中，并进行相应的课程设置和教学改革，可能是从根本上提高健康与社会照护从业者职业技能水平的有效途径。学校在构建教学体系时，首先应重视实训条件的建设，体现真实场景的模拟，避免刻板的教室与真实环境的差异，并帮助学生尽快适应；其次应改革教学模式，避免单纯说教式的课堂模式，引入模拟案例教学、标准化患者配合，以及以实证为基础的照护实践模式、讨论和评判性思维过程，侧重培养学生以人为本、解决健康问题的能力，提高学生的实践应用能力。

# 附录 2

# WSOS（World Skills Occupational Standards）世界技能大赛技能标准

| Section | Relative importance（%） |
| --- | --- |
| 1. Work organization and management | 5 |

The individual needs to know and understand：

- Health，safety，environmental and hygiene legislation，obligations，regulations，and documentation
- Infection hazards for clients
- The purpose of a uniform/personal protective clothing
- The purpose，safe use，care，and storage of materials
- Regulations regarding the safety and security of medication
- Techniques of time management
- The principles of ergonomics
- The significance of sustainability and environmentally friendly work practices
- The importance of working together with other practitioners or/and other persons
- The importance of sustainability，e.g. using resources economically
- The value of managing own continuing professional development

The individual shall be able to：

- Follow health，safety，and hygiene standards，rules，and regulations
- Take appropriate hygiene precautions for infection prevention
- Identify and use the appropriate uniform/personal protective clothing including safe footwear
- Select，use effectively/efficiently，and store materials safely
- Maintain safe and secure storage of medication in accordance with regulations
- Plan，schedule，and re-prioritize work as the need arises
- Ensure safe and ergonomic working practices
- Discard waste ecologically
- Work together in an efficient way with other practitioners and any person
- Keep up-to-date with new practices and regulations，e.g. safe moving and health and safety

续表

| Section | Relative importance（%） |
| --- | --- |
| 2. Communication and interpersonal skills | 25 |

The individual needs to know and understand：

- The importance of establishing and maintaining client confidence
- Rules and regulations for confidentiality and privacy related to the delivery of care
- Coaching styles and techniques to support client recovery，growth，and development and health education
- Negotiation methods within the scope of health promotion
- Techniques for resolving misunderstandings and conflicts
- Techniques and ways to communicate with clients who have disabilities in communication，e.g. dementia and hearing problems
- The importance of accurately recording information
- Professional interaction between practitioner and client and also practitioner with other health personnel
- The roles，competences，and requirements of colleagues and professionals involved in the care of the client
- The importance of building and maintaining productive working relationships

The individual shall be able to：

- Work sensitively with clients
- Maintain excellent professional conduct including appearance
- Open and closed communication with clients in the appropriate style，establishing rapport
- Respect clients as individuals with autonomy and rights to accept or refuse care
- Act honestly with clients
- Respect client's culture and religious beliefs
- Use therapeutic communication methods in the delivery of care，including active listening，questioning techniques，interpretation of non-verbal signals，and appropriate educational techniques
- Use coaching techniques to enable clients to learn new "life skills"
- Communicate in a professional way with clients who have disabilities in communication and understanding
- Manage professional and effective communications with clients' families in the appropriate manner，ensuring the needs of the clients are central
- Negotiate with colleagues，medical professionals，clients，and their families to ensure the right type and level of care is provided and that clients' autonomy and needs are met
- Ensure consistently effective verbal and written communications with colleagues
- Record client information/records in the appropriate format，e.g. 'Communication Book' or patient's record（hospital）
- Discuss and represent individual client cases in professional settings

续表

| Section | Relative importance（%） |
| --- | --- |
| 3. Problem solving，innovation，and creativity | 15 |
| The individual needs to know and understand：<br>• The common types of situations which can occur within health and social care work<br>• The difference between symptoms and causes of problems<br>• Why individuals may be not willing to discuss problems，e.g. client and family members，and techniques for addressing<br>• The value of "working with" clients and respecting their wishes in resolving problems<br>• The importance of observing clients closely and consistently to identify any concerns they may not be aware of<br>• Techniques for developing creative solutions to improve the quality of life of clients and their happiness，e.g. providing support and aids for a client to remain in their own home<br>• Latest trends and developments in health and social care to ensure clients are provided with best possible support | |
| The individual shall be able to：<br>• Value the individual，take a strong interest and gain a deep understanding of their character<br>• Gain the confidence of clients to discuss their problem（s）<br>• Recognize problems swiftly and follow a self-managed process for resolving<br>• Determine the root cause（s）of clients' problem（s）through careful and structured discussion/questioning/observation<br>• Pro-actively re-prioritize clients' problem（s）as situations demand<br>• Recognize the boundaries of own expertise/authority in dealing with clients' problem（s）and refer to colleagues and professionals as appropriate<br>• Create，develop，and negotiate "new safe ways of working" to improve the daily life of clients and their happiness，e.g. use of aids to support mobility<br>• Recognize opportunities and pro-actively contribute ideas to improve client care，e.g. through a new way to use the client's environment effectively，through discussions with the client at the right time | |
| 4. Assessing needs and planning client care | 10 |
| The individual needs to know and understand：<br>• Principles of growth and development across the lifespan<br>• The range of illnesses and the relevant treatments<br>• Health，social care，and rehabilitation of clients holistically across the lifespan in a variety of daily life situations<br>• Ethics and law with respect to rights，discrimination，and abuse<br>• Techniques for working with clients and their families to accurately determine the care needs of the client | |

续表

| Section | Relative importance（%） |
|---|---|
| • The role of nutrition and special diets<br>• Techniques to assess the capabilities of the patient and the family<br>• Financial implications，e.g. budgetary constraints | |
| The individual shall be able to：<br>• Carefully assess the clients' environments and situations to accurately determine care needs，recognizing boundaries of role<br>• Assess the clients' capabilities and the capabilities of families<br>• Identify clients' nutritional status and requirements<br>• Plan how client-centred care will be delivered<br>• Secure required resources to facilitate client care plans<br>• Plan how to support client rehabilitation<br>• Obtain consent before the delivery of care<br>• Refer to medical professionals as appropriate | |
| 5. Managing and delivering client care | 35 |
| The individual needs to know and understand：<br>• The holistic needs of clients and inclusion of capabilities<br>• Patterns of client behaviour and what drives it<br>• History of clients' situation，e.g. Biography，medical history<br>• The importance of flexibility when working with different clients and their families<br>• Techniques for encouraging clients to learn "new" skills building confidence and independence<br>• Anatomy and pathology，illnesses，and treatment according to the level of education<br>• Standard normal values of health parameters，e.g. normal blood pressure<br>• General topics of a healthy lifestyle and how to promote them in a positive way<br>• The purpose and potential side effects of clients' medication<br>• Potential safety hazards<br>• Techniques for promoting mobility and knowledge about safe use of mobility devices<br>• The risk factors for the clients who are weak and unable to move much<br>• The roles of related professionals，and the significance of knowing when to refer clients to colleagues and other medical professionals<br>• The circumstances when immediate medical assistance should be sought | |

续表

| Section | Relative importance（%） |
|---|---|
| The individual shall be able to：<br>• Promote and assist with physical，social，and psychological well-being，growth and development，caring and rehabilitation<br>• Respect clients and the principles of law and ethics in the delivery of care<br>• Create a positive environment for clients and deliver safe care<br>• Assist with hygiene needs as required and respect clients’ need for intimacy<br>• Include patients` capabilities in the delivery of care<br>• Use culturally appropriate measures<br>• Perform medical tasks within the scope of practice e.g.first aid，wound care，breathing exercises<br>• Monitor different health parameters，e.g. blood pressure，pulse，temperature，blood sugar，pain，and weight and give information about them<br>• Take precautions for risks which are common in clients who are sick，e.g. pressure ulcers，pneumonia，and contractions<br>• Consistently observe clients and quickly identify any new problems that need attention or medical referral，e.g. pressure ulcer<br>• Accurately judge when immediate medical attention or support may be required，and start with first aid measures<br>• Implement measures that promote clients’ independence within any limitations<br>• Recommend and administer appropriate measures to support nutritional well-being within the scope of practice and regulations<br>• Educate clients in the promotion of a healthy lifestyle，e.g. do exercise regularly，stop smoking<br>• Advise clients on common drug groups and their side effects within the scope of practice and regulations，e.g. antihypertensive and analgesics<br>• Support clients in the administration and storage of their medication within the scope of practice and regulations<br>• Plan and adapt schedules to ensure each client receives the time they need，ensuring individuals are not rushed<br>• Organize educational and rehabilitative activities to meet the needs of clients of different adult age groups<br>• Promote mobility by using the clients’ resources and respecting the clients’ needs by the use of adequate mobilization techniques<br>• Use resources effectively and efficiently<br>• Promote the quality of life | |

续表

| Section | Relative importance（%） |
| --- | --- |
| 6. Evaluating client care | 10 |

The individual needs to know and understand：

- The importance of reviewing care at regular intervals and gaining feedback from all parties including clients
- The expected level of client quality of life in relation to their circumstances
- The possibilities for the care to be changed/improved， e.g. resources available
- Latest developments in products and services
- How to gain an outcome and assess it

The individual shall be able to：

- Understand the clients’ perspectives through careful discussion with them
- Gain inputs from the clients’ families， colleagues， and related professionals
- Recognize what makes clients happy and what they consider to be “wellbeing”
- Listen carefully and respond positively to any problems， endeavouring to develop solutions
- Judge the extent to which care plans are helping clients
- Agree any changes to care plans with clients， their families， colleagues， and related professionals
- Record outcomes of evaluations
- Develop action plans， taking into consideration the available resources
- Report and record any concerns to the relevant parties
- Reflect on feedback and evaluate own working practices

| 部分 | 相对重要性（%） |
| --- | --- |
| 1. 工作组织和管理的能力 | 5 |
| 个人需要知道、理解：<br>• 健康、安全、环境和卫生立法、义务、规定和文件<br>• 照护对象的感染风险<br>• 工作服、个人防护服的目的<br>• 医疗用品的用途、使用安全、保养、储存<br>• 涉及药物安全的规定<br>• 时间管理的技术<br>• 人体力学、人体工程学原则<br>• 可持续性的、环境友好型操作的重要性<br>• 和其他从业者或者他人合作的重要性<br>• 可持续发展的重要性（如经济的使用资源）<br>• 加强自身持续性职业生涯发展的价值 | |
| 个人应该能够：<br>• 遵从健康、安全和卫生标准、规则和规定<br>• 采取合适的个人防护、卫生防范来预防感染<br>• 识别、使用合适的工作服、个人防护服，包括安全的鞋<br>• 有效地选择、使用和安全地保存医用物品<br>• 按照规定安全储存药物<br>• 根据需要计划、安排、重新规划工作的优先性<br>• 保证工作实践安全，符合人体力学原则<br>• 从保护生态的角度正确处理废物<br>• 与其他从业者或者他人高效合作<br>• 遵循最先进的原则，如安全转移原则、健康和安全原则等 | |
| 2. 沟通和人际交流的能力 | 25 |
| 个人需要知道、理解：<br>• 建立、维护照护对象信心的重要性<br>• 与照护过程相关的保密和隐私规则和规定<br>• 支持照护对象康复、成长、发展的指导技巧及健康教育<br>• 在健康促进范围内的协商方法<br>• 解决误解和冲突的技巧<br>• 与有交流障碍（如痴呆、听力问题）的照护对象沟通的技巧和方法<br>• 准确记录信息的重要性 | |

续表

| 部分 | 相对重要性（%） |
|---|---|
| • 从业者与照护对象、从业者与其他健康人员专业地互动<br>• 照护过程中涉及的同事、专业人员的作用、能力和需要<br>• 建立、维持高效的工作关系的重要性 | |
| 个人应该能够：<br>• 以敏锐的感知力与照护对象合作<br>• 保持良好的职业行为，包括仪表<br>• 以合适的方式与照护对象进行开放式或闭合式的交流，建立密切关系<br>• 尊重照护对象作为人的自主性，以及他们接受或拒绝照护的权利<br>• 诚实对待照护对象<br>• 尊重照护对象的文化和宗教信仰<br>• 在照护过程中采用有益健康的沟通方法，包括积极倾听、提问技巧、解读非语言信号、合适的教育技巧<br>• 运用辅导技巧，使照护对象学到新的生活技能<br>• 与有沟通、理解障碍的照护对象进行专业的交流<br>• 用合适的方式与照护对象的家属进行专业、有效的沟通，关键是满足照护对象的需要<br>• 与同事、医护人员、照护对象及其家属共同协商，提供恰当的照护形式和等级，满足照护对象的自主性和需要<br>• 确保与同事进行持续、有效的口语、书面交流<br>• 用合适的方式记录照护对象的信息和文档，如“交流册”或者“患者记录单（医院）”<br>• 在专业的场景中讨论或描述照护对象的病例 | |
| 3. 问题解决、改革和创造的能力 | 15 |
| 个人需要知道、理解：<br>• 在健康与社会照护工作中可能发生情况的常见类型<br>• 问题的原因和症状的不同<br>• 照护对象不愿讨论某些问题的原因，如自身和家属因素、解决问题技巧因素等<br>• 与照护对象合作的价值，在解决问题时尊重照护对象的愿望<br>• 紧密、持续观察照护对象的重要性，以发现照护对象没有意识到的问题或困扰<br>• 创造性解决问题的技巧，以提升照护对象的生活质量和幸福感，如为居家的照护对象提供支持和帮助<br>• 健康与社会照护中最新的发展，以确保为照护对象提供尽可能好的支持 | |

续表

| 部分 | 相对重要性（%） |
| --- | --- |
| 个人应该能够：<br>● 尊重个人的价值，对他们的个性有强烈的兴趣和深刻的理解<br>● 与照护对象讨论问题时，使照护对象充满信心<br>● 迅速识别问题，按照自我管理的流程进行解决<br>● 通过仔细、有条理的讨论、询问、观察，明确照护对象问题的根本原因<br>● 有预见性地主动重新规划工作的优先性<br>● 在处理照护对象问题时认识到自身专业、权威的界限，适时向同事、专业人员求助<br>● 采用创新的、发展的、协商的工作新方法，以提升照护对象的日常生活质量和幸福感，如使用辅助工具支持移动<br>● 识别机会，积极主动地为改善照护对象照护提供意见，如通过采用新方法更有效地利用照护对象的环境，在正确的时间与照护对象进行讨论 | |
| 4. 评估需求和构建照护计划的能力 | 10 |
| 个人需要知道、理解：<br>● 生命周期中的成长、发展原则<br>● 疾病的范围和相关治疗<br>● 在不同的日常生活情况下，为照护对象提供整个生命周期的照护和康复服务<br>● 涉及权利、歧视、虐待的道德和法律<br>● 与照护对象及其家属合作的技巧，以准确辨别照护对象的照护需求<br>● 营养和特殊饮食的作用<br>● 评估照护对象及其家属能力的技巧<br>● 涉及的财务问题，如预算限制 | |
| 个人应该能够：<br>● 仔细评估照护对象的环境和情况，以准确辨别照护需要、认识角色界限<br>● 评估照护对象及其家属的能力<br>● 确认照护对象的营养状况和需求<br>● 计划如何以照护对象为中心进行照护<br>● 获取所需资源，以完成照护对象的照护计划<br>● 计划如何支持照护对象康复<br>● 进行照护操作前征得同意<br>● 适时向专业人士求助 | |

续表

| 部分 | 相对重要性（%） |
|---|---|
| 5. 管理和提供照护的能力 | 35 |

个人需要知道、理解：

- 照护对象的整体需要及所具备的能力
- 照护对象的行为模式及其驱动因素
- 照护对象的情况（如个人情况、病史）
- 与不同照护对象及其家属合作时灵活性的重要性
- 鼓励照护对象学习新技能，使其建立信心和掌握独立生存的技巧
- 解剖学、病理学、疾病和治疗的相关知识
- 健康参数的正常范围（如正常血压值）
- 关于健康生活方式的共识，以及如何积极促进这些健康的生活方式
- 照护对象用药的目的和潜在的副作用
- 潜在的安全隐患
- 促进移动的技巧和移动设备安全使用的知识
- 虚弱、无法移动的照护对象的潜在危险因素
- 相关专业人员的作用，以及知道何时向同事和其他医务人员求助的重要性
- 需要立即寻求医疗援助的情况

个人应该能够：

- 提升生理、社会和心理健康，帮助照护对象成长和发展，加强照护和康复
- 照护过程中尊重照护对象，遵守法律和道德
- 为照护对象创造积极的环境，提供安全的照护
- 协助满足照护对象的卫生需求，尊重照护对象的亲昵需求
- 在照护过程中运用照护对象尚存的能力
- 使用文化适宜的方法
- 在实践的范围内执行医学任务，如急救、伤口护理、呼吸训练
- 监测不同的健康参数，如血压、脉搏、体温、血糖、疼痛、体重，并提供信息
- 对照护对象常见的风险进行预防，如压疮、肺炎、痉挛
- 持续观察照护对象，迅速识别需要注意或转诊的新问题，如压疮
- 准确判断何时需要立即就医或得到帮助，开展急救措施
- 在任何条件下，努力保持和促进照护对象的独立性
- 推荐并实施合理的措施，在实践和规定的范围内促进营养健康
- 教育照护对象促进健康的生活方式，如定期锻炼、戒烟
- 在实践和规定的范围中对常见药物及其副作用给出指导和建议，如降压药、镇痛药
- 在实践和规定的范围中为照护对象提供服药及药物储存的支持

续表

| 部分 | 相对重要性（%） |
| --- | --- |
| • 计划、调整时间表，以确保每个照护对象在需要的时间得到服务，确保每个人都不紧迫<br>• 组织健康教育、康复训练等，以满足不同年龄组照护对象的需要<br>• 通过使用照护对象的资源促进移动，通过使用合适的移动技术满足照护对象的需要<br>• 有效、高效地利用资源<br>• 提升生活质量 | |
| 6. 评估照护结果的能力 | 10 |
| 个人需要知道、理解：<br>• 定期回顾照护过程，从包括照护对象在内的各方得到反馈的重要性<br>• 照护对象期待的生活水平与他们的情况相关<br>• 照护得以改变、改善的可能性，如可利用的资源<br>• 产品和服务的最新发展<br>• 如何得到结果并进行评估 | |
| 个人应该能够：<br>• 通过认真地与照护对象讨论理解其看法<br>• 从照护对象家属、同事、相关专业人士那里得到信息<br>• 分辨照护对象愉悦的原因及他们认识的“健康”<br>• 对所有问题认真倾听、积极回应，努力寻找解决办法<br>• 判断照护计划对照护对象的帮助程度<br>• 同意照护对象、家属、同事、相关专业人士对照护计划做出改变<br>• 记录评估的结果<br>• 考虑可利用资源，做好行动计划<br>• 报告并记录任何一方的问题<br>• 反思反馈，评估自己的操作实践 | |